Taschenatlas der Hämatologie

Morphologische und klinische Diagnostik für die Praxis

Harald Theml

Geleitwort von Herbert Begemann

4., vollständig überarbeitete Auflage

130 farbige Abbildungen in 249 Einzeldarstellungen
29 Tabellen

1998
Georg Thieme Verlag
Stuttgart · New York

Prof. Dr. med. H. Theml
Hämatologisch-onkologische Praxisgemeinschaft und Tagesklinik
Offenbachstr. 8
81245 München

Die Deutsche Bibliothek – CIP-Einheitsaufnahme

Theml, Harald: Taschenatlas der Hämatologie : morphologische und klinische Diagnostik für die Praxis ; 29 Tabellen / Harald Theml. Geleitw. von Herbert Begemann. – 4., überarb. Aufl. – Stuttgart ; New York : Thieme, 1998

1. Auflage 1983
2. Auflage 1986
3. Auflage 1991
1. englische Auflage 1985
1. französische Auflage 1985
1. indonesische Auflage 1989
1. italienische Auflage 1984
1. japanische Auflage 1997

Wichtiger Hinweis: Wie jede Wissenschaft ist die Medizin ständigen Entwicklungen unterworfen. Forschung und klinische Erfahrung erweitern unsere Erkenntnisse, insbesondere was Behandlung und medikamentöse Therapie anbelangt. Soweit in diesem Werk eine Dosierung oder eine Applikation erwähnt wird, darf der Leser zwar darauf vertrauen, daß Autoren, Herausgeber und Verlag große Sorgfalt darauf verwandt haben, daß diese Angabe **dem Wissensstand bei Fertigstellung des Werkes** entspricht.
Für Angaben über Dosierungsanweisungen und Applikationsformen kann vom Verlag jedoch keine Gewähr übernommen werden. **Jeder Benutzer ist angehalten,** durch sorgfältige Prüfung der Beipackzettel der verwendeten Präparate und gegebenenfalls nach Konsultation eines Spezialisten festzustellen, ob die dort gegebene Empfehlung für Dosierungen oder die Beachtung von Kontraindikationen gegenüber der Angabe in diesem Buch abweicht. Eine solche Prüfung ist besonders wichtig bei selten verwendeten Präparaten oder solchen, die neu auf den Markt gebracht worden sind. **Jede Dosierung oder Applikation erfolgt auf eigene Gefahr des Benutzers.** Autoren und Verlag appellieren an jeden Benutzer, ihm etwa auffallende Ungenauigkeiten dem Verlag mitzuteilen.

Rüdigerstraße 14,
D-70469 Stuttgart
Printed in Germany

Satz und Druck:
Druckhaus Götz GmbH,
Ludwigsburg
Gesetzt auf CCS Textline
(Linotronic 630)

ISBN 3-13-631604-5

1 2 3 4 5 6

Geleitwort

Die Morphologie ist die Wurzel der Hämatologie. Als es durch die bahnbrechenden Arbeiten von Paul Ehrlich möglich war, Zellen anzufärben und ihre Strukturen erkennbar zu machen, war die eigentliche Blutforschung geboren. Aus ihr sollte später die gesamte klinische Zytologie hervorgehen. Inzwischen haben wir gelernt, mit Hilfe von Elektronenmikroskopie, Zytochemie, Immunzytologie und anderen speziellen Verfahren, morphologische Strukturen zu deuten, sie mit Funktionszuständen zu korrelieren und pathologischen Mechanismen zuzuordnen. Zellbilder sagen uns in ihrer vitalen Variationsbreite jetzt mehr und anderes als vor Jahrzehnten den Vätern der Hämatologie. Doch steht die exakte Deskription des lichtmikroskopischen Bildes noch immer am Anfang und im Mittelpunkt aller Blutuntersuchungen. Fast alle hämatologischen Diagnosen sind morphologisch begründet.

Ein neuer Blutatlas ist daher wohl berechtigt, vor allem, wenn er in handlicher Form mit erstklassigen Abbildungen die Vielfalt der Blutzytologie in einer Vollständigkeit anbietet, wie sie nur selten erreicht wird. Maßgeblich für die Auswahl der Bilder ist die Überzeugung des Autors, daß vier Fünftel aller Blutkrankheiten durch eine genaue morphologische Analyse des peripheren Blutes erkannt werden können. Die weitaus meisten Abbildungen sind daher Mikrophotos von Ausstrichen des peripheren Blutes. Nur wo es für ein besseres Verständnis der Zusammenhänge nötig ist, wurde auf die Darstellung blutbildender Organe – Knochenmark, Lymphknoten, Milz – zurückgegriffen.

Harald Theml, mit dem ich mehr als ein Jahrzehnt eng zusammengearbeitet habe, ist ein subtiler Morphologe. Das wird jeder Leser des Buches beim ersten Durchblättern bemerken. Aber er ist viel zu sehr Arzt und Kliniker, um es bei der Darstellung und Beschreibung von Zellbildern bewenden zu lassen. Der dichte Text, durch einprägsame Schemazeichnungen und übersichtliche Tabellen ergänzt und aufgelockert, führt den Leser induktiv über die Morphe hinaus zum klinischen Bild und seiner Diagnose. Das Buch ist daher mehr als ein Atlas, es ist die gelungene Einführung in ein Spezialgebiet der inneren Medizin, dessen „Geheimnisse" sich dadurch für jeden Arzt lüften. Ich selbst freue mich über das Erscheinen dieses Buches, auch weil es ein Stück gemeinsamer Arbeit widerspiegelt und abrundet.

München — Herbert Begemann

Vorwort

Zielsetzung

Die meisten Ärzte sind zu einem guten Teil „optische" Menschen. Dem kommt von allen Methoden, die nicht direkt am Patienten angreifen, die mikroskopische Analyse des Blutbildes am meisten entgegen, und das erklärt die Freude und das Engagement, mit dem praktische Morphologie betrieben werden kann. Trotz zunehmender Spezialisierung möchte der Hämatologe dem Allgemeinarzt, dem Internisten, Chirurgen, Pädiater wie der medizinisch-technischen Assistentin und Arzthelferin die Möglichkeit zur richtungweisenden Diagnostik aus den Elementen des Blutes erhalten und die heranwachsenden Kollegen dafür gewinnen. Denn nur durch ihre Aufmerksamkeit in der Analyse von Blutbildveränderungen werden frühe und rechtzeitige Diagnosestellungen möglich.

Nicht so sehr die Knochenmarkzytologie, Zytochemie oder Immunzytologie, sondern die Informationen, die das Blutbild liefert, sind praxisrelevant und zentral für die gesamte Diagnostik von Erkrankungen der Blutzellsysteme bzw. von Erkrankungen, die sich an Blutzellen dokumentieren.

Auch aus dem Unterricht im 2. und 3. Studienabschnitt und dem Gespräch mit den Kollegen aller Fachrichtungen ergibt sich die Erfahrung, daß es entscheidend ist, die Blutbilddiagnostik quantitativ und qualitativ voll auszuschöpfen. Wenn sich durch sie keine Diagnose stellen läßt, ist die Kenntnis der nächsten diagnostischen Schritte relevant. Hier kann eine orientierende Knochenmark-, Lymphknoten- oder Organzytologie rasch weiterführen, wofür dieser Taschenatlas ebenfalls das Basiswissen vermittelt.

Aufbau

So ergab sich ein induktiver Aufbau vom einfachen zum spezielleren Befund. Die Beschreibung der Knochenmarkzytologie ist bewußt der Blutbilddiagnostik untergeordnet. Doch hat das Echo der bisherigen Auflagen nahegelegt, Prinzipien der Knochenmarkdiagnostik und eindeutige Knochenmarkbefunde so weit aufzunehmen, daß hiermit alle häufigen und relevanten Diagnosen rasch gestellt oder nachvollzogen werden können. Nosologie und Differentialdiagnose der hämatologischen Erkrankungen werden tabellarisch zugänglich gemacht. Auf morphologische Kuriositäten und Anomalien wurde im Rahmen einer praktischen Morphologie, die kein Handbuch, sondern ein Taschenbuch für den Alltag sein will, verzichtet. Auf die Zellzusammensetzung von Organpunktaten und Exsudaten wird kurz eingegangen, vor allem, um plastisch an die diagnostische Bedeutung dieser Untersuchungen zu erinnern.

Es wurde durchweg in normaler mikroskopischer Vergrößerung (Objektiv 100 mit Ölimmersion, gelegentlich Übersichtsvergrößerung Objektiv 63) fotografiert, da stärkere Vergrößerungen einerseits zwar überraschende Perspektiven eröffnen können, andererseits aber ein Wiedererkennen dieser Zellen im eigenen Mikroskop durchaus nicht erleichtern.

Gebrauchsanweisung

Systematische Einarbeitung in die Hämatologie ist nach der Gliederung (s. Inhaltsverzeichnis) möglich, das Sachverzeichnis führt zu allen speziellen Fragestellungen und Einzelbegriffen der Hämatologie den Hauptfundort und weitere Zitierungen an.

Am besten wird man mit dem Gebrauch des Büchleins vertraut, wenn man es einmal locker durchblättert; den Bildseiten mit kurzen Bildbeschreibungen sind jeweils Textseiten und Tabellen gegenübergestellt, die die entsprechenden Zellphänomene und weitere Diagnoseschritte und diagnostizierbare Krankheitsbilder ausführlicher behandeln.

Danksagung

Meinen Lehrern und Freunden Prof. H. Begemann, Prof. J. Rastetter, Dr. W. Kaboth, meinen Weggefährten Dr. H. Dietzfelbinger und Dr. H. D. Schick sowie den Mitarbeiterinnen unserer Labors, von denen ich stellvertretend für die Münchener Zeit Frau L. Maschner und für das Karlsruher Team Frau L. Oberländer und Frau B. Lasch nennen möchte, gilt mein Dank für alle theoretische und praktische Hilfe.

Herrn Prof. Dr. K. Lennert danke ich für die Einführung speziell in die Morphologie der lymphatischen Systemerkrankungen, den Professoren H. Brücher, H. Heimpel, A. D. Ho und P. M. Reisert für morphologische und klinische Diskussion um Patienten „anaug" ihrer Zellen und Prof. W. Appel für Beratung in Fragen der Normbereiche. Der Georg Thieme Verlag und speziell Herr Dr. M. Becker, Frau S. Goppelsröder und Frau L. Brlečić zeigten unerschöpfliche Hilfsbereitschaft bei der Realisierung und Aktualisierung der neuen Auflage.

In spezieller Weise ist das Büchlein wiederum meiner geduldigen Frau und ihren Patienten gewidmet.

München und Warngau 1982, 1985, 1990 und 1998 Harald Theml

Inhaltsverzeichnis

Physiologie und Pathophysiologie der Blutzellen – Methoden und Untersuchungstechniken

Vorbemerkungen zur Physiologie und Pathophysiologie der Blutzellsysteme

Die quantitative und qualitative Diagnostik anhand der zellulären Bestandteile des Blutes ist deshalb von besonderer Bedeutung, weil die Blutzellen leicht zugängliche Indikatoren für Störungen sind, die an ihren weniger leicht zugänglichen Bildungs- und/oder Abbauorganen ablaufen. So erlauben Störungen der erythrozytären, granulozytären und thrombozytären Reihe wesentliche Rückschlüsse auf die Knochenmarksfunktion, so wie Störungen der lymphatischen Zellen auf Reaktionen oder Erkrankungen der speziellen lymphopoetischen Organe (im wesentlichen Lymphknoten, Milz, diffuses lymphatisches Darmorgan) hinweisen.

Zellsysteme

Erst während des letzten Jahrzehnts wurde eindeutig belegt, daß alle Blutzellen von einer gemeinsamen Stammzelle ableitbar

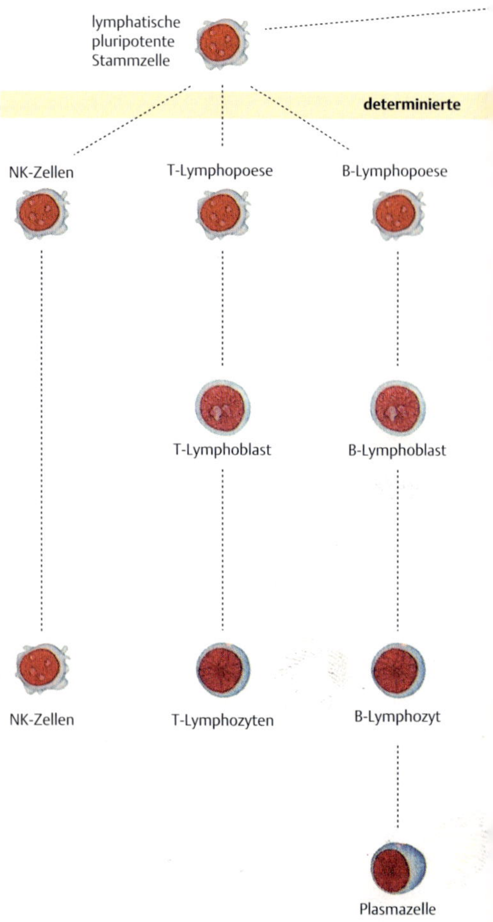

Abb. 1 Modell der Abstammungsreihe blutbildender Zellen. ▶

sind, die unter Einfluß lokaler Faktoren und humoralen Einflüssen eine Differenzierung in die verschiedenen Richtungen erfährt (Abb. **1**). Während die Erythrozytenbildung und Thrombozytenbildung weitergehend selbständig unterhalb der Stammzellebene verlaufen, sind Monozytopoese und Granulozytopoese relativ nahe „verwandt", die Lymphozytopoese ist am unabhängigsten von den übrigen Reihen. Die granulozytären, monozytären und lymphatischen Zellen werden seit jenen Zeiten, in denen

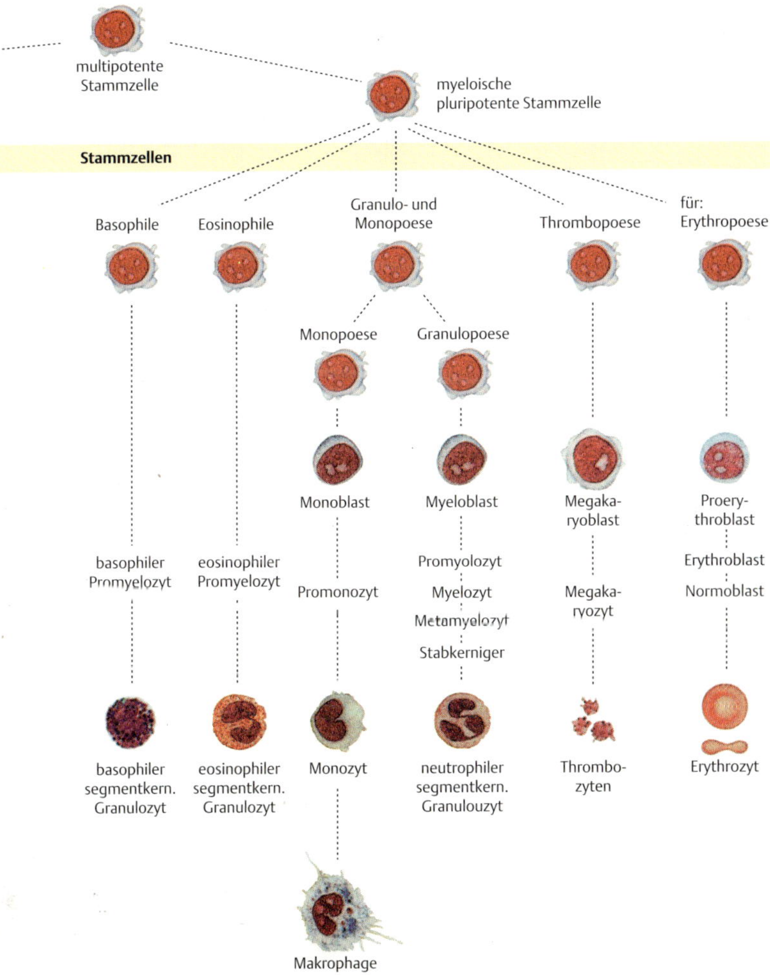

sie ohne Färbungsmethoden den roten Blutkörperchen (Erythrozyten) gegenübergestellt wurden, zusammen als „Leukozyten" = weiße Blutkörperchen bezeichnet.

Allen Zellen gemeinsam ist der Aufbau aus einem Zellkern (u.U. mit sichtbarem Kernkörperchen = Nukleolus) und umgebendem Zytoplasma, das verschiedene Granulationen und Vakuolen enthalten kann.

Trotz ihrer gemeinsamen Herkunft bietet das Kernchromatin der verschiedenen Zellreihen und ihrer Reifungsphasen schon für das normale Mikroskop erkennbare prinzipielle und charakteristische Unterschiede (Abb. **2**).

So haben z.B. unreife Zellen der granulozytären Reihe (Myeloblasten und Promyelozyten) einen zarten, feinstrukturierten netzartigen („retikulären") Kernaufbau, dessen Feinstrukturierung sich bei sorgfältigem Mikroskopieren (unter wechselnder Einstellung verschiedener Ebenen an der Mikrometerschraube des Mikroskops) wie feiner oder gröber verbakkener Grieß darstellt (Abb. **2a**). Bei fortschreitender Kernreifung dieser Reihe (Myelozyten, Metamyelozyten, Stabkernige) verdichtet sich das Chromatin zu Streifen und Striemen, die dem sich gleichzeitig buchtenden Kern ein fleckig-streifiges Muster geben.

Dagegen sind lymphatische Zellen (vor allem in ihren zirkulierenden Blutformen) immer durch einen scholligen Kernaufbau gekennzeichnet; wie bei Schichtschnitten durch Schieferlagen wechseln homogene dichte Chromatinplatten mit helleren Abbrüchen und Klüften (Abb. **2c**).

Jede dieser Zellreihen hat teilungsfähige („blastische") Vorstufen und teilungsunfähige mittelreife bis reife Formen, bei denen morphologische

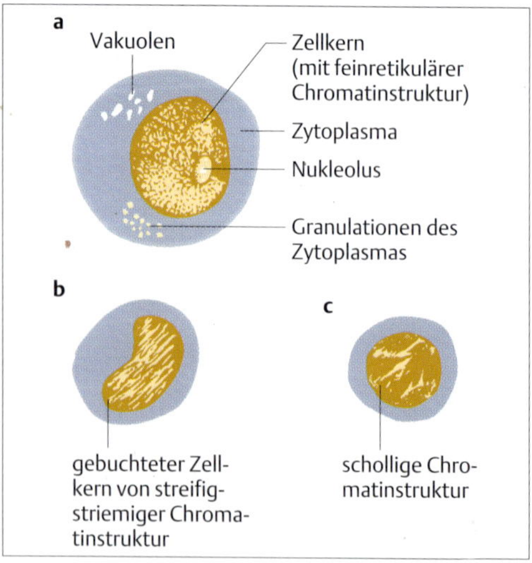

Abb. **2** Prinzipien des Zellaufbaus und Beispiele unterschiedlicher Kernchromatinstruktur. **a** Zelle vom Typ eines Myeloblasten bis Promyelozyten. **b** Zelle vom Typ eines Myelozyten bis Stabkernigen. **c** Zelle vom Typ eines Lymphozyten mit scholliger Chromatinstruktur.

Unterschiede nicht mehr Teilungsschritten entsprechen, sondern Ausdruck fließender „Reifungsprozesse" von Zellkern und Zytoplasma sind. Diese Einsicht erleichtert es, morphologische Unterscheidungen mancher Zellstufen nicht zu streng und beckmesserisch zu betreiben. Die teilungsfähigen Vorstufen sind in der Regel in den Blutbildungsorganen (Knochenmark und Lymphknoten) seßhaft. Da jedoch prinzipiell keine dichte Blut-Knochenmark-Schranke existiert, sondern vor allem die schlechte Verformbarkeit der Blasten ihren Übertritt in die Blutbahn verhindert, kann prinzipiell jede Zellform unter bestimmten Umständen im Blut angetroffen werden, und es ist verständlich, daß bei Produktionssteigerungen derartige Übertritte statistisch gehäuft sind. Wenn man nach Konvention die Zellreihen von links nach rechts ordnet, ergibt sich bei Ausschwemmungen unreiferer Elemente eine „Linksverschiebung", wobei allerdings nur die Vorstufen der Granulozytopoese morphologisch so genau definiert sind, daß diese Linksverschiebung deutlich wird.

Die Verteilung der weißen Blutzellen außerhalb der Bildungsorte ist nicht im Sinne einer gleichmäßigen Verdünnung an einem kapillären Blutstropfen ablesbar. Vielmehr befindet sich die Mehrzahl der weißen Zellen außerhalb der Zirkulation in „marginalen", d.h. wandständigen Speichern des Gefäßsystems oder in extravasalen Räumen, aus denen sie jedoch schnell eingeschleust werden können. Dieses Phänomen erklärt die Möglichkeit raschen Wechsels der Zellzahlen, ohne daß oder bevor Änderungen der Produktionsrate erfolgen.

Zellfunktionen. Zur Funktion der einzelnen Zellreihen müssen hier folgende Stichworte genügen (Tab. **1**, S. 6):

Die Funktion der **neutrophilen segmentkernigen Granulozyten** besteht vor allem in *bakterieller Abwehr.* Vorwiegend außerhalb des Gefäßsystems in „entzündeten" Geweben werden Bakterien phagozytiert und lysiert. Das Blut transportiert die Granulozyten lediglich an ihren Funktionsort.

Die Funktion der **eosinophilen Granulozyten** liegt in der Abwehr von Parasiten, auf die selbst, ihre Eier und Larven sie direkt zytotoxisch einwirken. Darüber hinaus nehmen sie *bremsende Regulationsaufgaben* bei anaphylaktischen und autoaggressiven Prozessen wahr und kontrollieren so den Einfluß der Basophilen.

Die Funktion der **basophilen Granulozyten** und ihrer gewebsständigen Verwandten (Gewebsmastzellen) liegt vor allem in einer Freisetzung von kreislaufregulierenden Substanzen (Histamin, Serotonin, Heparin). Diese Gewebshormone *steigern die Gefäßpermeabilität* am Ort verschiedener lokaler Antigeneinwirkungen und regulieren damit den Zustrom der übrigen Entzündungszellen.

Die Funktion der **Monozyten** liegt vor allem in der Abwehr von *Bakterien, Pilzen, Viren* und *körperfremden Substanzen.* Die Funktionen werden durch Phagozytose vorwiegend extravasal wahrgenommen. Auch bauen die Monozyten gealterte körpereigene Zellen (z.B. Erythrozyten) ab, und man spricht ihnen eine ähnliche Aufgabe bei der Tumorabwehr zu. Außerhalb der Strombahn sind Monozyten zu unglaublichen Transformationen fähig und bilden z. B. Histozyten, Makrophagen in Endothelien der Körperhöhlen, Epitheloidzellen, Fremdkörperriesenzellen (inkl. Langhans-Riesenzellen) u. v. a.

Die Funktion der **Lymphozyten** teilt diese in wenigstens zwei unterschiedliche Hauptgruppen.

Die thymusabhängigen T-Lymphozyten (ca. 70%) leisten die *lokale Abwehrreaktion gegen Antigene* belebter und unbelebter Fremdmaterialien im Sinne der Allergie vom verzögerten Typ, deren klassisches Beispiel die Tuberkulinreaktion ist. Man unterscheidet T-Helfer- und T-Suppressor-Lymphozyten. Den T-Zellen nahestehend ist die kleine Familie der „natural killer"-(nk-)Lymphozyten mit direkten zytotoxischen Aufgaben.

Die andere Familie wird als knochenmarkabhängige B-Lymphozyten bezeichnet (ca. 20%), die durch ihre Entwicklung zu Plasmazellen mit Im-

Tabelle **1** Zellen des normalen peripheren Blutbildes und ihre Aufgaben

Zellart	**Funktion**	**Anzahl** (% der Leukozyten)
Stabkerniger neutrophiler Granulozyt	Vorform der segmentkernigen bakteriellen Abwehr	0–4%
Segmentkerniger neutrophiler Granulozyt	Phagozytose von Bakterien, wandern dazu im Gewebe aus	50–70%
Lymphozyt (B- und T-Lymphozyten morphologisch nicht unterscheidbar)	B-Lymphozyten (20% der Lymphozyten) Ausreifung zu Plasmazellen → Antikörperproduktion T-Lymphozyten (70%) zytotoxische Abwehr gegen Viren und Fremdantigene Tumorabwehr	20–50%
Monozyten	Phagozytose von Bakterien, Protozoen, Fungi, Fremdkörpern Transformation in Geweben	2–8%
Eosinophile Granulozyten	Parasitenabwehr, Immunregulation	1–4%
Basophile Granulozyten	lokale Regulation akuter Entzündungsprozesse	0–1%

munglobulinsekretion die ganze *humorale Seite der Abwehr* gegen Viren, Bakterien und Allergene trägt.

Die Funktion der **Erythrozyten** läßt sie als *Sauerstoffträger* für die gesamte Stoffwechselversorgung des Organismus ansehen. Sie sind die einzigen kernlosen Zellen des Blutsystems, da sie in dieser Form die größte Menge an O_2-Molekülen binden können. Die physiologische Form einer Scheibe mit dickem Randwulst garantiert optimale Verformbarkeit.

Die Funktion der **Thrombozyten** liegt in der Bildung eines Aggregates, das zusammen mit den humoralen Gerinnungsfaktoren Gefäßläsionen schließt. Bei diesem Aggregationsprozeß werden gleichzeitig über die mechanische Funktion hinaus aus den Granula der Thrombozyten verschiedene gerinnungsfördernde Faktoren freigesetzt.

Die Bildungszellen der Thrombozyten sind die polyploiden Megakaryozyten des Knochenmarks, aus deren Zytoplasma sie ohne Kernbestandteile abgeschnürt werden (Tab. **1**).

Prinzipien der Regulation und Dysregulation in den Blutzellreihen und ihre Bedeutung für die Diagnostik

Quantitatives und qualitatives Gleichgewicht wird unter Normalbedingungen für sämtliche Blutzellen durch humorale Regulationsfaktoren im Sinne einer Balance zwischen Zellbildung (vor allem im Knochenmark) und Zellabbau (vor allem in Milz, Leber, Knochenmark und diffusem retikulärem Gewebe) gewährleistet.

Kompensatorische Steigerungen der Zellbildung werden entsprechend durch Verluste bzw. vermehrten Zellverbrauch induziert. Im Rahmen derartiger Kompensationen kommt es auch zu qualitativen Veränderungen der Zellzusammensetzung im Blut, z.B. dem Auftreten kernhaltiger roter Vorstufen bei Kompensationen von Blutverlusten, gesteigertem Sauerstoffbedarf oder nach Baustoffmangelsituationen. Gleichermaßen kann es zum Auftreten unreiferer Leukozytenformen („Linksverschiebung") bei akuten Abwehrprozessen kommen, die einen vermehrten Zellbedarf hervorrufen.

Steigerungen in einer Zellreihe können *Suppressionen* in einer *anderen Reihe* bewirken. Das klassische Beispiel hierfür ist die (im einzelnen pathomechanisch nicht voll geklärte) Unterdrückung der Erythrozytenbildung bei infektiös-toxischen Reizzuständen in den weißen Zellreihen („Infektanämie").

Baustoffmangel als pathogenetisches Prinzip trifft am häufigsten und ersten die *Erythrozytenreihe.* Diese Zellreihe mit ihrem hohen Umsatz ist am stärksten – aber nicht allein – anfällig für Mangelzustände. Eine gestörte Eisenbilanz z.B. führt hier rasch zur Untersättigung der Erythrozyten mit

Hämoglobin, ein Vitamin B_{12}- und/oder Folsäuremangel resultiert in komplexen Zellbildungsstörungen; diese machen sich aber schließlich auch in den übrigen Zellreihen bemerkbar.

Toxische Einflüsse auf die Blutbildung betreffen in der Regel *alle Zellreihen.* So bewirken chemisch-toxische Einwirkungen, Strahleneinflüsse oder chronische infektiöse oder tumoröse „Toxizität" meist eine mehr oder weniger starke Suppression in allen Zellreihen, wobei sich Lymphozyten und Thrombozyten am resistentesten erweisen. So ist das ausgeprägteste Bild toxischer Einwirkungen die Panmyelophthise (das Synonym „aplastische Anämie" vernachlässigt, daß über eine Anämie hinaus meist die Leukozyten- und Thrombozytenreihen mitbetroffen sind).

Autoaggressive und allergische Prozesse können *einzelne Zellreihen selektiv* betreffen. Aus diesem Mechanismus resultieren z.B. die „allergische" Agranulozytose, die infektiös oder medikamentös ausgelöste Thrombozytopenie und die immunhämolytischen Anämien. Allerdings gibt es auch autoaggressive Unterdrückungen der pluripotenten Stammzelle, die zu Panmyelophthisen führen.

Maligne Differenzierungsstörungen *können prinzipiell* in *allen Zellreihen* auf *jeder teilungsfähigen Stufe* auftreten, die chronische oder akute Krankheitsbilder induzieren. Am häufigsten treten derartige Entartungen in den weißen Zellreihen mit Ausbildung entsprechender „Leukämien" auf. Neuere Daten geben allerdings Hinweise, daß hier die übrigen Zellreihen z.T. mit „entarten" (vielleicht über eine allgemeine Stammzellstörung). Erythrämie, Polyzythämie und idiopathische Thrombozytose sind Beispiele dafür, daß sich ein malignes Geschehen auch primär in der Erythrozyten- oder Thrombozytenreihe manifestieren kann.

Maligne „Transformationen" treffen immer teilungsfähige Vorstufen der Blutzellen, und das Ergebnis ist eine Anhäufung identischer, sich immer wieder selbst reduplizierender „Blasten". Diese müssen nicht in auffallenden Mengen aus dem Knochenmark ins Blut gelangen, sondern können auch vorwiegend seßhaft bleiben. Daher ist bei „Leukämie" oft nicht die Menge der Zellen, sondern das zunehmende Fehlen normaler Zellen richtungsweisendes Merkmal aus dem Bereich der Blutzellbefunde.

Alle **Funktionsstörungen des Knochenmarks** kommen in quantitativen und/oder qualitativen *Veränderungen der Blutzellen* oder *Bluteiweiße* zum Ausdruck. Eine sorgfältige Analyse der Blutveränderungen zusammen mit Parametern der Klinik und übriger Laborwerte ermöglicht daher in der überwiegenden Mehrzahl der Störungen die gleichen Auskünfte, die eine Knochenmarkzytologie gibt. Die Kommunikation zwischen Produktionsort (Mark) und Wirkungsort (Blut) ist nur in wenigen Situationen so grundlegend gestört, daß Blutbildanalyse und humorale Parameter keine ausreichende Information bieten. Dies gilt so gut wie immer für *hypoplastisch-anaplastische* Prozesse aller oder einer Zellreihe mit resultierenden Zytopenien ohne Blutbildzeichen maligner Proliferation.

Untersuchungstechniken und Normalwerte

Blutentnahme

! Da die Zellzahlen von den Zirkulationsverhältnissen abhängen, sind möglichst konstante Bedingungen für die Blutentnahme einzuhalten, wenn vergleichbare Werte erzielt werden sollen.

Das bedeutet, daß die Blutentnahme jeweils im gleichen Zeitraum und möglichst nach mindestens 8stündiger Nahrungskarenz erfolgen sollte, da sowohl tagesrhythmische Schwankungen als auch nahrungsabhängige Verschiebungen bedeutsam werden können. Wenn strenge Vergleichswerte benötigt werden, sollte auch vor der Abnahme $^1/_2$ stündige Bettruhe erfolgen, was jedoch nur im Krankenhaus praktizierbar ist. Beim Patienten im Wartezimmer bewährt sich, mit dem Blutabnahmetablett zum ruhig sitzenden Patienten zu kommen. Die Entnahme von Kapillarblut empfiehlt sich, wenn keine weiteren Untersuchungen nötig sind, die auch eine venöse Blutabnahme bedingen würden. Eine gut durchblutete Fingerbeere oder ein Ohrläppchen, bei Säuglingen auch die Ferse, sind ideale Abnahmestellen. Falls schlechte Durchblutungsverhältnisse bestehen, hilft auch Wärmen unter warmem Wasser. Die Blutentnahmestelle wird mit 70%igem Alkohol ohne stärkeres Drücken mehrfach abgerieben, und es erfolgt ein kräftig-elastischer Einstich mit einer sterilen Einmallanzette. Der erste austretende Blutstropfen wird wegen Verschmutzungsmöglichkeit verworfen und das weiter austretende Blut in die Pipetten (s. unten) aufgesogen; dabei soll kein Druck auf das Blutabnahmeorgan ausgeübt werden, da hierdurch ebenfalls Veränderungen der Zellzusammensetzung möglich sind.

Falls eine venöse Blutentnahme für andere klinisch-chemische Werte vorgesehen ist oder eine intravenöse Injektion vorgenommen werden soll, kann natürlich auch eine Blutentnahme für die zelluläre Blutdiagnostik aus der Vene erfolgen. Hierzu läßt man über die intravenöse Nadel Blut in ein speziell präpariertes (auch käuflich fertig erhältliches) EDTA-Röhrchen bis zur 1-ml-Marke einlaufen und schüttelt dann nach Verschluß vorsichtig mehrmals um. Das in diesen Röhrchen kristallisierte EDTA (4 Tropfen einer 2%igen Lösung eingegeben und bei 50 Grad 30 Minuten getrocknet) verhindert die Gerinnung des Blutes, ohne quantitativ einen Umrechnungsfaktor nötig zu machen.

Erythrozytenzählung

Aufziehen des Blutes in spezieller Erythrozytenpipette (roter Ring) bis zur Marke 0,5 und danach Hayem-Lösung bis Marke 101, woraus sich eine Verdünnung von 1:200 ergibt. In horizontaler Lage 1 Minute lang auf- und abschütteln (bzw. im Schüttelautomaten). Da nur gut durchgemischtes Blut aus der Kugel der Pipette entnommen werden soll, ist zunächst die Menge im Pipettenhals zu verwerfen. Dann wird eine Zählkammer gefüllt.

Hier haben sich Kammern mit verschiedenen Feldgrößen für Erythrozyten und Leukozyten bewährt (z. B. Neubauer-Zählkammer, Abb. **3**); vor der Beschickung ist auf die Zählkammer ein an den Rändern leicht angefeuchtetes geschliffenes Deckglas über das in der Mitte eingeschliffene Zählkammerraster unter Druck so aufzuschieben, daß Newton-Ringe entstehen. Mit der Pipette wird hier vorsichtig die Erythrozytensuspension am Rande des Deckglases in Form eines kleinen Tröpfchens aufgebracht, das sich dann innerhalb der Kammer verteilt. Daraufhin wird die Kammer unter das Mikroskop gelegt und mit der Zählung 2 Minuten gewartet, so daß sich die Erythrozyten senken können.

Ausgezählt werden bei den Erythrozyten die zentral in der Kammer gelegenen kleinsten Quadrate mit einer Seitenlänge von $^1/_{20}$ mm, woraus sich bei einer Kammertiefe von 0,1 mm ein Volumen von $^1/_{4000}$ mm^3 errechnet. Von diesen kleinsten Quadraten werden insgesamt 80 ($5 \cdot 16$ der mittelgroßen Quadrate) ausgezählt, dabei werden jeweils Erythrozyten, die auf dem rechten und dem oberen Rand eines Quadrates liegen, mitgezählt, solche auf dem linken und unteren Rand vernachlässigt.

Das Zählergebnis aus 80 kleinsten Quadraten muß unter Einbeziehung des Verdünnungsfaktors in der Pipette mit 10000 multipliziert werden, um die Erythrozytenzahl pro mm^3 (µl) zu erbringen.

Die Zählkammermethode ist naturgemäß mit einer Reihe von Fehlerquellen von Auszähler zu Auszähler behaftet. Bei 3 Zählungen sollte beim gleichen Auswerter die Streuung unter 10% liegen.

! Fehlerquellen liegen in Entmischungseffekten innerhalb der Pipette, nicht fest aufgelegtem Deckglas, persönlichen Zählfehlern und allgemein statistischen Abweichungen.

Hieraus wird insgesamt mit einer Standardabweichung von ± 15% gerechnet. Soweit eine elektronische Erythrozytenzahl möglich ist, wäre diese wegen geringerer Streubreiten vorzuziehen.

Normwerte und Streubreiten für die Erythrozytenzahl/µl s. Tab. **2**, S. 13.

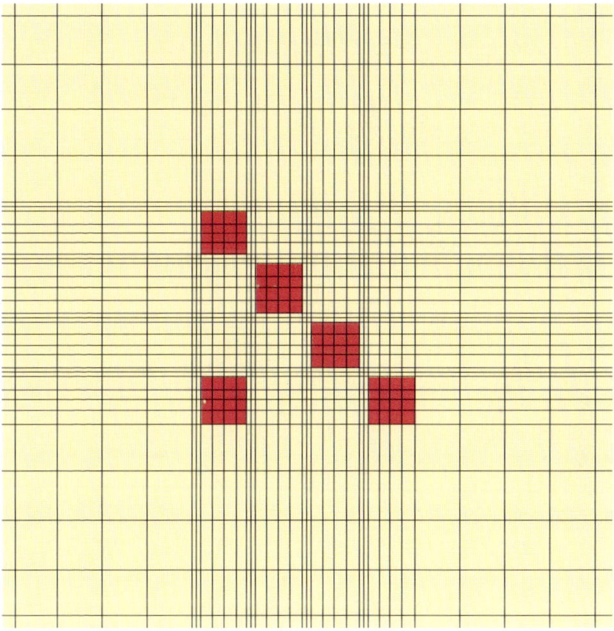

Abb. **3** Zählkammer nach Neubauer. Die zur Zählung der Erythrozyten benutzten 80 kleinsten Felder sind in dunklerer Farbe wiedergegeben.

Hämoglobinbestimmung

Das Hämometer nach Sahli ist wegen seiner Fehlermöglichkeiten nicht mehr vertretbar. Mit jedem Photometer ist die Hämoglobin-Cyanid-Methode möglich; falls kein größeres Photometer zur Verfügung steht, lassen sich allein für die Hämoglobin-Cyanid-Bestimmung kleinere Geräte preiswert einsetzen.

Das über den Extinktionskoeffizienten zu errechnende Ergebnis wird in g/dl (mmol/l) angegeben. Die Standardabweichung liegt bei 8 – 9 %. Mittelwerte und Normalbereich s. Tab. **2**, S. 13.

Tabelle **2** Normbereiche und Mittelwerte für die Zellbestandteile des Blutes*

		Erwachsene über 18 Jahre	Kinder 1 Monat	2 Jahre	10 Jahre
Leukozyten/µl	Mw	**7000**	11000	10000	8000
bzw. 10^6/l**	Nb	4300–10000	5000–20000	6000–17000	5000–13000
Stabkerinige %	Mw	**5**	5	3	3
	Nb	0–10			
Neutrophile **segmentkernige**	Mw	**60**	30	30	30
Granulozyten	Nb	35–85			
absolut/µl	Mw	**3650**	3800	3500	4400
bzw. 10^6/l**	Nb	1850–7250			
Lymphozyten %	Mw	**30**	55	60	40
	Nb	20–50			
absolut/µl	Mw	2500	6000	6300	3100
bzw. 10^6/l**	Nb	1500–4000			
Monozyten %	Mw	**4**	6	5	4
	Nb	2–6			
absolut/µl	Mw	450			
bzw. 10^6/l**	Nb	70–840			
Eosinophile Granulozyten (%)	Mw	**2**	3	2	2
	Nb	0–4			
absolut/µl	Mw	165			
bzw. 10^6/l**	Nb	0–400			

Basophile Grannulozyten (%)	Mw Nb	**0,5** 0–1		0,5	0,5	0,5
		Männer	**Frauen**			
Erythrozyten $10^6/\mu l$ bzw. $10^{12}/l$**	Mw Nb	**5,4** 4,6–5,9	**4,8** 4,2–5,4	4,7 3,9–5,9	4,7 3,8–5,4	4,8 3,8–5,4
Hb, g/dl bzw. 10 g/l**	Mw Nb	**15** 14–18	**13** 12–16	17 15–18	12 11–13	14 12–15
Hkt (%)	Mw Nb	**45** 42–48	**42** 38–43	44	37	39
MCH = Hb_E (pg)	Mw Nb	**29** 26–32		33	27	25
MCV/μm^3 bzw. fl**	Mw Nb	**87** 77–91		91	78	80
MCHC, g/dl bzw. 10 g/dl**	Mw Nb	**33** 33–36		35	33	34
Ery-**Zelldurchmesser** (µm)	Mw	**7,5**		81	7,3	7,4
Retikulozyten (‰)	Mw Nb	**16** 8–25	**24** 8–40	7,9	7,1	7,6
Thrombozyten, $10^3/\mu l$ bzw. $10^9/l$**	Mw Nb	**180** 110–250		155–566	286–509	247–436

Mw = Mittelwert, Nb = Normal-(Referenz-)Bereich (für 95 %), ** SI-Einheiten als Angaben pro Liter.
* Technisch bedingte Schwankungen zwischen den Werten verschiedener Labors können erheblich sein. Beachten Sie daher auch die Normbereiche ihres Referenzlabors.

Errechnung einzelner Erythrozytenparameter (MCH, MCHC, MCV)

Der Hämoglobingehalt des einzelnen Erythrozyten ist für die Diagnostik der verschiedenen Anämieformen wichtig. Er errechnet sich als „*m*ean *c*orpuscular *h*emoglobin" = mittleres Zellhämoglobin (MCH) oder Hb-Gehalt des Erythrozyten (Hb_E) nach der Formel

$$\mathrm{MCH} = \frac{\mathrm{Hb\,(g/dl)} \cdot 10}{\mathrm{Ery\,(Mill/\mu)}}$$

und es resultieren Werte in der Einheit 10^{-12} g = Pikogramm (pg), normalerweise um 30 pg. Dieser Wert hat den früheren „Färbeindex" ersetzt. Ermittelt man zudem den Hämatokrit (Hkt), so läßt sich das mittlere Erythrozytenvolumen (MCV = *m*ean *c*orpuscular *v*olume) errechnen:

$$\mathrm{MCV} = \frac{\mathrm{Hämatokrit\,(\%)}}{\mathrm{Erythrozytenzahl\,(10^{12}/l)}}.$$

Hier kann die morphologische Zellbetrachtung anknüpfen, da das MCV mit der im Ausstrich schätzbaren oder mit einem Mikrometerokular ausmeßbaren zweidimensionalen Zellgröße korreliert.

Trägt man die Größenverteilung der Erythrozyten in Form einer *Price-Jones-Kurve* auf, so stellt sich die breite Streuung zwischen 5 und 9 μm mit einem Mittel bei 7 μm deutlich dar (S. 144, Abb. **92**).

Normbereich und Mittelwerte für obengenannte Meßgrößen s. Tab. **2**, S. 13.

Hämatokritbestimmung

Sofern kein Photometer zur Verfügung steht, und in Anbetracht recht breiter Streuungen bei der Erythrozytenzählung durch ungeübtere Auswerter ist die globale Bestimmung des Anteils roter Blutkörperchen an der Blutzusammensetzung über den Hämatokrit möglich; diese Methode ermöglicht allerdings keine Differenzierung der Anämien (in normochrome, hypochrome und hyperchrome, wie unten zu zeigen sein wird).

Das Prinzip der Bestimmung besteht darin, daß sich die korpuskulären Anteile des Blutes, die zu 99% von Erythrozyten gestellt werden, durch Zentrifugieren absetzen und so ihr prozentualer Anteil gegenüber dem Plasmaüberstand gemessen werden kann.

Man läßt das Blut in spezielle heparinisierte Hämatokritkapillaren bis zu $^2/_3$ der Kapillarlänge einlaufen; die Kapillare wird danach an einem Ende mit Kitt versiegelt, in eine spezielle Mikrozentrifuge eingelegt und 5 Minuten bei 10000 g zentrifugiert. Der Anteil des Erythrozytensatzes wird ausgemessen (mit Ableselinealen) und in Prozent angegeben. Normalwerte s. Tab. **2**, S. 13.

Retikulozytenzählung

Diese Methode ist zwar nicht aufwendig, aber eher einem Labor vorbehalten, das häufiger oder mit speziellen Interessen Anämien zu beobachten hat. Retikulozyten sind junge Erythrozyten kurz nach der Ausstoßung des Kerns; in ihnen bleibt als Rest aggregierter Zellorganellen ein netzartiges Gebilde (daher der Name „Retikulozyten") nachweisbar, das sich jedoch nicht in der üblichen Leukozytenfärbung, sondern nur an vitalen Zellen mit Brillantkresylblau darstellen läßt. In einer Leukozytenpipette wird die 1%ige Farblösung bis 0,5 und darauf Blut bis 11 aufgezogen. Nach kurzer Durchmischung kommen 2 Tropfen dieser Farbstoff-Blut-Mischung auf einen entfetteten Objektträger und werden dünn ausgestrichen. Dieses Präparat muß danach sofort für mindestens 30 Minuten in eine mit feuchtem Filterpapier ausgelegte und zugedeckte Petri-Schale; danach 30 Minuten lufttrocknen lassen. Mit der Ölimmersion des Mikroskops wird der Anteil von Retikulozyten (Abb. **93**) auf 1000 Erythrozyten bestimmt und in Promille angegeben.

Normalwerte s. Tab. **2**, S. 13.

Leukozytenzählung

Die weißen Blutkörperchen sind im Gegensatz zu den Erythrozyten in natürlichem Zustand völlig farblos. Ein wichtiger weiterer physikalischer Unterschied ist ihre Resistenz gegen 3%ige Essigsäure oder gegen Saponine, während Erythrozyten von diesen Substanzen hämolysiert werden (nicht jedoch ihre kernhaltigen Vorstufen). Die in den meisten Zählmethoden verwendete Türk-Lösung enthält zur Hämolyse Eisessig und zur leichten Anfärbung der Leukozyten Gentianaviolett. In einer Leukozytenpipette wird bis zur Marke 0,5 Blut und bis zur Marke 11 danach Türk-Lösung aufgesogen. Wiederum wird 1–2 Minuten sorgfältig geschüttelt. Nach Verwerfen des Inhaltes aus dem Pipettenhals wird die mit einem Objektträger wie oben (Erythrozytenzählung S. 11) vorbereitete Zählkammer durch Antropfen am Rand gefüllt. Bei gesenktem Kondensor werden in der Regel bei einer zehnfachen Objektivvergrößerung des Mikroskops insgesamt 4 der gegenüberliegenden großen Quadrate (aus jeweils 16 kleinen Quadraten in den Außenbezirken der Zählkammer) (Abb. **3**) gezählt. Das Zählergebnis wird mit dem Faktor 50 multipliziert. Es resultiert die Leukozytenzahl pro $mm^3 = \mu l$.

Doppelbestimmungen weisen Schwankungen um 20% auf.
Normalwerte auf Streubreiten s. Tab. **2**, S. 12.

Thrombozytenzählung

Unaufwendig ist die orientierende indirekte Zählung. Dabei wird auf 1000 Erythrozyten die antreffbare Anzahl von Thrombozyten ausgezählt. Aus der Formel

$$\frac{\text{Zahl der gezählten Thrombozyten} \cdot \text{Zahl der Erythrozyten}/\mu\text{l}}{1000}$$

errechnen sich die Thrombozyten in µl. Man hat bei dieser Methode etwa 30–60 Thrombozyten pro 1000 Erythrozyten, entsprechend einer Thrombozytenzahl um 150 000–300 000 µl, zu erwarten.

! Auffallend pathologische Werte sollten aber in jedem Falle mit der direkten Kammerzählung überprüft werden, sofern diese nicht primär eingesetzt wird.

In einer Leukozytenpipette werden bis 0,5 Blut und bis 11 eine 2%ige Novocain-HCl-Lösung aufgezogen, 5 Minuten geschüttelt und etwa $^1/_3$ verworfen. Damit wird eine abgedeckte Zählkammer, wie sie oben für Erythrozyten- und Leukozytenzählung angegeben wurde, beschichtet und 20 Minuten in einer feuchten Kammer (Retikulozytenzählung S. 15) inkubiert.

Danach erfolgt am Mikroskop mit dem 40er Objektiv und unter Einlegung eines Grünfilters auf die Lichtquelle die Auszählung der kleinen, bei Spielen an der Mikrometerschraube schillernden Thrombozyten in 5 der großen Erythrozytenfelder (je 16 kleinste Felder). Das Ergebnis wird mit dem Faktor 1000 multipliziert und gibt die Thrombozyten pro µl wieder.

Normalwerte und Streubreiten s. Tab. **2**, S. 13.

Die *Thrombozytenausbreitung* testet die Fähigkeit junger Thrombozyten zur völligen Ausbreitung ihres Plasmas an Oberflächen, was als Funktionsäquivalent zur Bildung eines Blutplättchenpfropfens gewertet werden kann.

Hier wird Blut (8 Teile) in Citrat (2 Teile) aufgezogen und 5 Minuten bei 400 g zentrifugiert. Der Plasmaüberstand ist plättchenreich und wird im Verhältnis 1 : 10 und 1 : 20 in 0,9%iger NaCl-Lösung verdünnt. Auf Objektträger, die mit Zaponlack beschichtet sind, werden mit einem Glasstab vorsichtig einige Tropfen über die gesamte Fläche aufgetragen. Danach erfolgt die Inkubation über 1 Stunde in einer feuchten Kammer zur Sedimentierung und Ausbreitung der Thrombozyten. In der Folge werden die Präparate mit der Schichtseite nach unten 5 Minuten in Spülflüssigkeit aus Natriumcitrat (3,1%) und Natriumchlorid (0,9%) im Verhältnis 1 : 5 aufgehängt. Eine Fixierung erfolgt in 95%igem Äthanol. Abspülung in Aqua dest. und Trocknung sowie Überschichtung mit Kaliumpermanganatlösung (0,5% für 10 Minuten). Nach Abspülung mit Aqua dest. Lufttrocknung und Färbung über 90 Minuten mit Giemsa-Lösung (angesetzt wie in der panoptischen Färbung).

In der Beurteilung genügt eine Unterscheidung in voll ausgebreitete Thrombozyten, die einen weiten Zytoplasmahof haben, gegenüber Thrombozyten, die nur spinnenförmige Pseudopodien tragen. In der Regel geht man von durchschnittlich 75% vollausgebreiteter Thrombozyten aus. Umsatzsteigerungen der Thrombozytenreihe (S. 168) fallen durch Steigerungen oder hochnormale Anteile ausgebreiteter Thrombozyten auf, Bildungsstörungen durch erniedrigte. Die über elektronische Zählautomaten ausdruckbare *Thrombozyten-Volumen-Verteilungskurve* bietet analoge Informationen.

Quantitative Normalwerte und ihre Streuung für die Zellbestandteile des Blutes

Der Versuch, Normalwerte für die Blutzellen anzugeben, gestaltet sich riskanter und schwieriger, als man vermuten möchte. Es ist verständlich, daß alle Werte von einer großen Anzahl von streuenden Faktoren abhängen, wie Alter, Geschlecht, körperliche Belastung, Tagesrhythmik, Ernährung und nicht zuletzt Probeentnahme, Art und Aubewahrung sowie Zählmethode. Daher wird, soweit verfügbar, für jeden Wert ein *Normbereich* angegeben, der 95% der an einem klinisch unauffälligen Probandenkollektiv gefundenen Werte umfaßt, woraus folgt, daß etwa jeder 20. Gesunde Meßwerte außerhalb dieser Grenzen aufweist. So kommt es zu Überschneidungen zwischen normalen und pathologischen Werten. Bei solchen Grenzwerten muß u.U. eine Beurteilung im Vergleich sogenannter *Referenzbereiche* erfolgen, bei denen sich die Probanden möglichst wenig hinsichtlich oben genannter Einflußparameter unterscheiden. Hiervon konnten in unserem Rahmen nur Eckwerte der Altersverteilung und der Geschlechtsunterschiede berücksichtigt werden. Abb. **4** macht deutlich, daß gerade bei der Beurteilung von Werten aus dem Säuglings- und Kleinkindalter besondere Referenzbereiche berücksichtigt werden müssen. Weiter ist bei der Beurteilung von Werten besonders in ihrem Verlauf die methodische Streuung zu bedenken; der Variationskoeffizient (Standardabweichung in % des Mittelwertes) liegt bei Zellzählungen meist um 10!

> **!** Insgesamt ist eine der wichtigsten praktischen Konsequenzen im Umgang mit Werten, die vom Normbereich abweichen, dem Einzelwert nie zu trauen, sondern pro Abnahmesituation und Methode mindestens 2–3 Werte zu einer endgültigen Beurteilung heranzuziehen.

Nach Einsicht in die Problematik und die weiten Schwankungen zwischen verschiedenen Kollektiven wurden für die Werte der Tab. **2** didaktische Vereinfachungen (Auf- und Abrundungen auf den mnemotechnisch besten Wert) vorgenommen. Absolute Werte und die neuen SI-Einheiten wurden angegeben, wo sie klinische Relevanz besitzen.

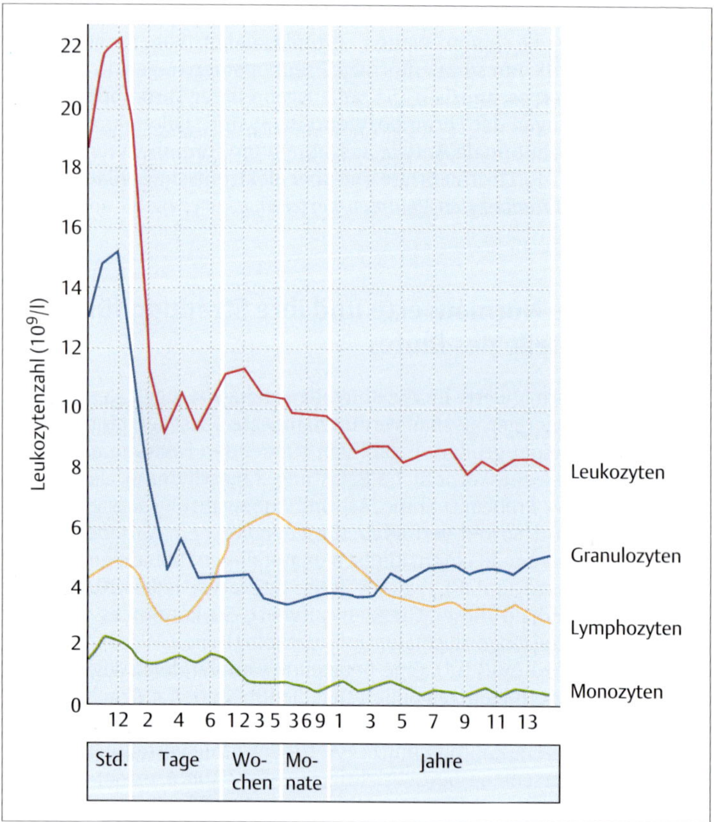

Abb. **4** Verlauf der Leukozyten und ihrer Einzelfraktionen im Jugendalter (nach Kato).

Der Blutausstrich und seine Auswertung (Differentialblutbild)

Es ist nicht unwichtig, daß die hierzu verwendeten Objektträger gut entfettet sind, da sonst Zellaggregationen und Farbniederschläge erfolgen. Wenn nicht bereits käuflich entfettete Objektträger eingesetzt werden, sind sie durch ein mehrstündiges Bad in einer gleichteiligen Äther-Alkohol-Mischung zu entfetten und vor dem Ausstrich zu trocknen. Auf den Objektträger wird an einem Rand ein stecknadelkopfgroßes Tröpfchen der Blutprobe aufgebracht. Ein geschliffener Objektträger wird unter einem Winkel von etwa 30 Grad davor aufgesetzt und langsam „rückwärts" an den Blutstropfen herangezogen, bis dieser zu der Glaskante Kontakt findet und sich dieser entlang ausbreitet (Abb. **5**). Nun führt man ohne Druckausübung das Deckglas locker über den Objektträger. Bei raschem Darüberziehen und flacherem Deckglaswinkel wird der Ausstrich dünner als bei langsamem und steilem Ausstreichen.

> ! Die Ausstrichqualität ist entscheidend für die Beurteilung der Zellen, da diese am Ausstrichanfang oft nur halb so groß ausgebreitet sind wie am Ausstrichende.

Ein gut ausgestrichenes Präparat zeigt am Ende, wo der Objektträger schließlich abhebt, ein bartförmiges Ausfransen des Blutmaterials. Der Ausstrich muß anschließend sorgfältig an der Luft getrocknet werden, wobei gute Färbungen erst nach 2 Stunden Trockenzeit zu erzielen sind und – sofern Gelegenheit besteht – eine Optimierung durch 24stündiges Trocknen erzielt werden kann. Wenn mit dem Ventilator getrocknet wird, ist zu beachten, daß die noch feuchten Ausstriche nicht in den direkten Luftstrom geraten, da hierdurch Verformungen der Zellen möglich sind.

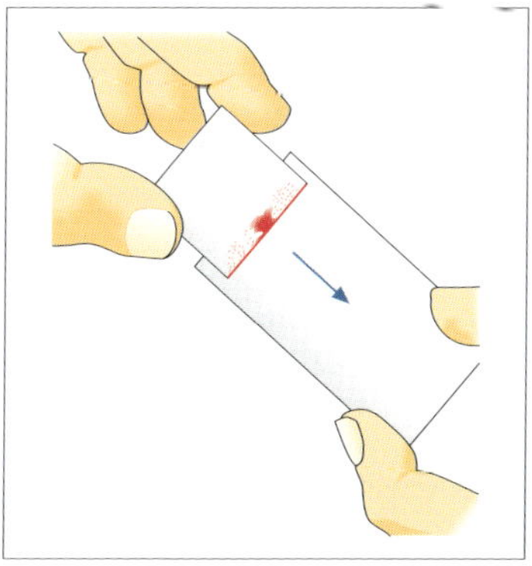

Abb. **5** Herstellung eines Blutbildausstrichs.

Nach der Trocknung werden am dicken Ende mit Bleistift Datum und Name eingetragen (sofern der Objektträger hierfür nicht eine extra Markierungsfläche vorsieht).

> **!** Sicherheitshalber sollte man von jedem Patienten zu jedem Termin mindestens einen Ersatzausstrich anfertigen.

Die *Färbung* wird mit einer Mischung aus basischen Farbstoffen (Methylenblau, Azur) und sauren Farbstoffen (Eosin) durchgeführt, um dadurch komplementäre Substanzen, wie die sauren Nukleinsäuren und basische Granulationen, darstellen zu können. Neben der Darstellung dieser Leukozytenbestandteile gelingt auch eine unterschiedliche Anfärbung der Erythrozyten, da unreife Erythrozyten noch vermehrt RNA enthalten und sich so basophiler als reife anfärben. Die panoptische Färbung nach Pappenheim enthält eine ausgewogene Mischung obiger Grundsubstanzen: Der horizontal gelagerte luftgetrocknete Ausstrich wird 3 Minuten mit May-Grünwald-Lösung (Eosin-Methylenblau) beschichtet; danach wird zu dieser Farbschicht vorsichtig etwa die gleiche Menge eines auf pH 7,3 eingestellten Phosphatpuffers hinzugegeben und die Mischung nach weiteren 3 Minuten vorsichtig abgegossen. Hierauf folgt erneute Überschichtung mit verdünnter Giemsa-Lösung (Azur-Eosin). Diese wird aus sog. Giemsa-Stammlösung in der Form angesetzt, daß 1 ml davon in 1 ml neutralem Aqua dest. oder Weise-Pufferlösung verdünnt wird.

Nach 15 Minuten wird im sanften Strahl mit Puffer abgespült, die Ausstriche werden mit dem Bartende schräg nach oben gestellt und luftgetrocknet.

Zur Auswertung des Ausstrichpräparates betrachte man es zunächst immer mit einem kleineren Objektiv (40- bis 50fach), da sich hiermit die optimale Ausstrichregion und die Zelldichte beurteilen lassen. Erfahrungsgemäß liegen die Zellen in bester Projektion etwa 1 cm hinter dem Bartende. In der 40fachen Objektivvergrößerung hat man pro Blickfeld bei normalen Leukozytenwerten durchschnittlich 2 – 4 Leukozyten zu erwarten. Manchmal ist es angebracht, durch diese Schätzung unwahrscheinliche quantitative Zählergebnisse überprüfen zu können. Die Feinanalyse der weißen Blutzellen erfolgt mit der Ölimmersion und dem 100fachen Objektiv. Hierbei wird der Ausstrich am besten mäanderförmig in seinem schmalen Durchmesser im Bereich zwischen 1 und 3 cm hinter dem Ende durchfahren. Vor der Auszählung der Leukozytendifferentialverteilung (und parallel zu ihr) sollte eine Begutachtung der erythrozytären Morphologie und der Thrombozytendichte erfolgen. Die Ergebnisse der Leukozytendifferenzierung, deren Morphologie im Atlasteil (S. 32 ff) dargelegt wird, können auf Strichlisten oder über eine Tastatur (Leukodiff-Gerät) festgehalten werden. Sie sind um so repräsentativer, je mehr Zellen ausgezählt werden; daher ist bei pathologischen Abweichungen die Auszählung von 200 Zellen zu empfehlen.

Zur Abkürzung des bei dringenden Fragestellungen langwierig wirkenden Färbeprozesses werden manche Schnellfärbeverfahren angeboten; diese lassen jedoch meistens eine vergleichbare Feindifferenzierung nicht zu. Wenn die oben geschilderten Standardfarblösungen zur Hand sind, kann eine orientierende Färbung durch 1 minütige May-Grünwald-Beschichtung und Verkürzung der Giemsa-Phase auf 1 – 2 Minuten mit konzentrierter „Lösung" versucht werden.

Normalwerte und Streubreiten im Differentialblutbild s. Tab. **2**, S. 12.

Zum Nachweis von Malariaplasmodien ist neben dem nativen frischen Ausstrich die Herstellung eines „Dicker-Tropfen"-Präparates günstig: Ein Blutstropfen wird auf dem Objektträger mit Glasstab oder Nadel auf ca. 10-Pfennig-Größe ausgebreitet. Danach erfolgt über mindestens 2 Stunden, am besten einen Tag lang, Lufttrocknung. Diese Trocknung im dicken Tropfen mit anschließender Färbung mit Giemsa-Lösung (wie oben angegeben) führt zu weitgehender Hämolyse der Erythrozyten und Anreicherung der freiliegenden Plasmodien.

Ein spezielles Phänomen bieten die neutrophilen Granulozyten und Monozyten durch ihre Fähigkeit zur Phagozytose, wenn sie auf antikörperbeladene Leukozyten stoßen und deren Kerne inkorporieren und eingelagert tragen. Dies wurde bei verschiedenen Kollagenosen beobachtet und zuerst bei *L*upus *e*rythematodes als *LE-Zell-Phänomen* beschrieben. Da es aber einerseits nicht spezifisch für Lupus erythematodes ist, sein negativer Ausfall dieser Erkrankung und andere Kollagenosen keineswegs ausschließt und sein Ansatz (nach Wärmeinkubation des zellhaltigen Serums) wie seine Auswertung im Ausstrich langwierig sind, kann in einer Zeit spezifischerer DNA- und RNA-Antikörper-Nachweismethoden auf seine Beschreibung hier verzichtet werden.

Bedeutung der automatisierten Blutbildanalyse

Die dargelegten Techniken der qualitativen und quantitativen Blutbildanalyse mögen angesichts der fast allerorts inzwischen eingesetzten automatisierten Zellzählung etwas archaisch erscheinen; sie sollen jedoch nur die immer bereitstehenden potentiellen Möglichkeiten zur Einzelanalyse im kleinen engagierten Labor aufzeigen.

> **!** Die automatische Zellzählung stellt zweifellos eine wichtige Rationalisierung dar und kann in Abhängigkeit von der Problemhäufigkeit und Selbstkontrolle des Labors die Streubreiten sogar gegenüber den Zählungen „von Hand" reduzieren.

Problematisch allerdings kann die *automatisierte Differentialblutanalyse* sein. Hierbei werden im Durchflußzytometer Größe und zytochemische Reaktionen der Leukozyten (Peroxidase, nicht immer auch PAS, Esterase, Heparin) erfaßt und als Verteilungswolke ausgedruckt, die die Normalverteilung und Abweichungen als solche erfaßt, Art der Abweichung aber nicht näher definieren kann, sondern der morphologischen Nachauswertung eines Blutausstriches überläßt.

Diese ist immer dann streng indiziert, wenn der Anteil an großen ungefärbten Zellen (LUC = *l*arge *u*nstained *c*ells) oder an peroxidasepositiven Zellen erhöht ist, wenn in den zytochemisch unterscheidbaren Zellen (Neutrophile, Eosinophile, Basophile, Monozyten, Lymphozyten) quantitative Normgrenzen überschritten sind oder wenn das Gesamtbild des zytometrischen Leukogramms deformiert ist.

Demnach also wäre die automatisierte Durchflußzytometrie geeignet, „normale" von pathologischen Blutbildern zu trennen und führt in größeren Kollektiven 15–20% der Ausstriche einer gezielten mikroskopischen Differenzierung zu.

In keiner Form erfaßt die Durchflußzytometrie Anomalien der Erythrozyten oder Thrombozyten.

Auch ist die Gruppe der sogenannten LUC-Zellen eine sehr heterogene Population von gereizten Lymphozyten bis zu Leukämiezellen.

So sind Hämatologen oft der Meinung, daß die morphologische Verantwortung in der Nachauswertung durch wachsendes „Screening" mit dem „Automatenblutbild" eher gewachsen ist!

Knochenmarkpunktion

Es ist wichtiger, bei den seltenen Gelegenheiten, bei denen sich die Artdiagnose einer Störung in den Blutzellsystemen nicht aus dem Blutbild selber stellen läßt, sondern eine Knochenmarkpunktion indiziert ist, diese sachgemäß durchzuführen und gut auswertbare Ausstriche herzustellen, als unbedingt selbst die Knochenmarkzytologie befunden zu können.

> ! Der klassische Punktionsort ist aus Gründen der Komplikationsvermeidung nicht mehr das Brustbein, sondern die *Spina iliaca* posterior superior (Abb. **6**).

Nach Desinfektion werden mit 0,5%igem Lokalanästhetikum Haut, Unterhaut und Periost infiltriert. An der Punktionsnadel für Knochenmarkaspiration nach Klima u. Rosegger (Abb. **6**) kann die Arretierung ganz zurückgeschraubt werden. Unter drehender Führung dringt die Nadel mindestens 2 cm tief in die tastbare Spina. Dann wird der Mandrin gezogen und eine 10-ml-Spritze (mit 0,5 ml Citrat oder EDTA, nie aber Heparin) aufgesetzt. Der Patient ist darauf hinzuweisen, daß bei Aspiration ein

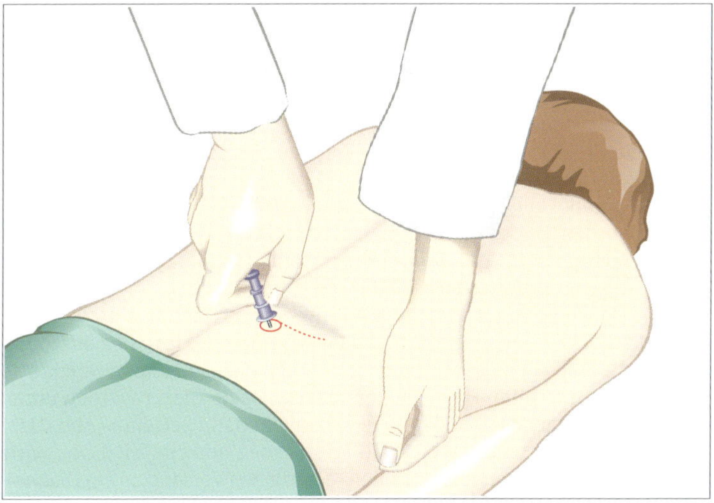

Abb. **6** Knochenmarkpunktion an der Spina iliaca posterior superior.

schmerzhaftes inneres Ziehen zu erwarten und nicht zu vermeiden ist. Dann zieht man langsam am Stempel, und im Falle eines positiven Ergebnisses tritt Knochenmarkblut in die Spritze über. Die Spritze kann von der Nadel entfernt werden, der Mandrin wird wieder eingeführt. Man gibt den Spritzeninhalt vorsichtig in ein vorbereitetes Uhrglasschälchen. Durch leichtes Schwenken dieses Glases sieht man die am Boden liegenden, meist nur stecknadelkopfgroßen Bröckel des Markgewebes. Vom Rest des Spritzeninhaltes kann man direkt auf einen Objektträger einen Ausstrich nach Art eines Blutausstrichs vornehmen. Falls die erste Aspiration schon Material erbracht hat, kann die Punktionsnadel gezogen werden, und es wird ein leichter Kompressionsverband angelegt.

Die Spina iliaca posterior ist zugleich der ideale Ort für die Entnahme von Stanzzylindern für die Knochenmarkhistologie (z. B. mit der Jamshidi-Hohlnadel). Wenn dieser etwas größere Eingriff zur Zylinderentnahme indiziert ist, sollte jedenfalls gleichzeitig auch eine Materialgewinnung für Knochenmarkzytologie erfolgen. Dies gelingt manchmal durch Aspiration durch die Jamshidi-Hohlnadel; häufiger muß mit der Klima-Nadel separat neben dem Bohrloch nachpunktiert werden.

Abrollpräparate von der Knochenmarkstanze bieten selten gut erhaltenes Zellmaterial.

Demgegenüber wird die Gewinnung von Material zur Knochenmarkzytologie am Sternum zunehmend verlassen, weil bis zu 1% bedrohlicher

Komplikationen beschrieben wurden. Sie bleibt also Kennern bei unvermeidlicher Indikation vorbehalten.

Die Aufbereitung des kostbaren Knochenmarkmaterials verlangt besondere Sorgfalt; man streift sich aus dem Uhrglasschälchen mit dem Mandrin des Sternalbestecks, einer Nadel oder einem abgeschrägten Streichholz 1 – 2 Markbröckel an den Rand und überführt sie auf einen gut entfetteten Objektträger, wo sie locker, ohne Druckanwendung, in Mäanderform parallel zur langen Seite des Objektträgers vor der Nadel hergetrieben werden. Dieses Ausstreichen in einer langen Linie hat den Vorteil, daß der Auswerter in einer Mikroskopeinstellung differenzieren kann. Zu beachten ist beim Ausstreichen, daß zu starke Blutbeimengungen zum Markbröckelgewebe die semiquantitative Bewertung beeinträchtigen. Parallel zu diesen Ausstrichen sind Quetschpräparate für Spezialfärbungen zu empfehlen. Einige Markbröckel werden dazu auf einem Objektträger von einem zweiten Objektträger bedeckt, beide Gläser werden unter leichtem Druck gegeneinander verschoben und dann getrennt (Abb. **7**).

Die fertigen Ausstriche werden luftgetrocknet, und ein Teil davon wird panoptisch nach Pappenheim (s. oben) gefärbt. Bei Versand an ein Diagnoselabor (stoßsicher und einzeln verpackt) sind ungefärbte Ausstriche vorzuziehen; jeder Einsendung sind frische Ausstriche des peripheren Blutes beizufügen (Auswertungsprinzipien und Normalwerte S. 52 ff, Indikationen zur Knochenmarkzytologie und -histologie S. 28).

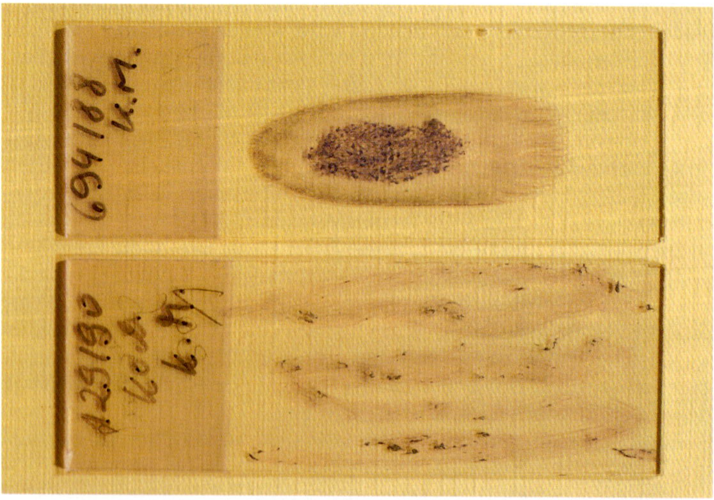

Abb. **7** Quetschpräparat und Mäanderausstrich zur zytologischen Auswertung von Knochenmarkbröckeln.

Lymphknotenpunktion, Tumorpunktionen

Diese wenig eingreifende Maßnahme stellt eine einfache und oft ausreichende diagnostische Methode bei unklaren Lymphknotenschwellungen oder anderen Intumeszenzen dar. Die unanästhesierte, desinfizierte Haut über dem Knoten wird gestrafft, und man geht mit einer 1er-Nadel auf gut ziehender Spritze elastisch durch die Haut in das Lymphknotengewebe (Abb. **8**). Hier wird an mehreren Stellen unter leichter Veränderung der Nadelrichtung aspiriert und die Spritze unter Sog aus dem Knoten heraus in die Subkutis gezogen, wo die Aspiration nachläßt und ohne Sog die Nadel aus der Haut gezogen wird. Die Ausbeute dieser Biopsie befindet sich in der Nadel und wird auf einem Objektträger ausgeblasen und mit einem Deckgläschen ohne Druckaufwand ausgestrichen. Die Färbung erfolgt wie bei einem Blutausstrich.

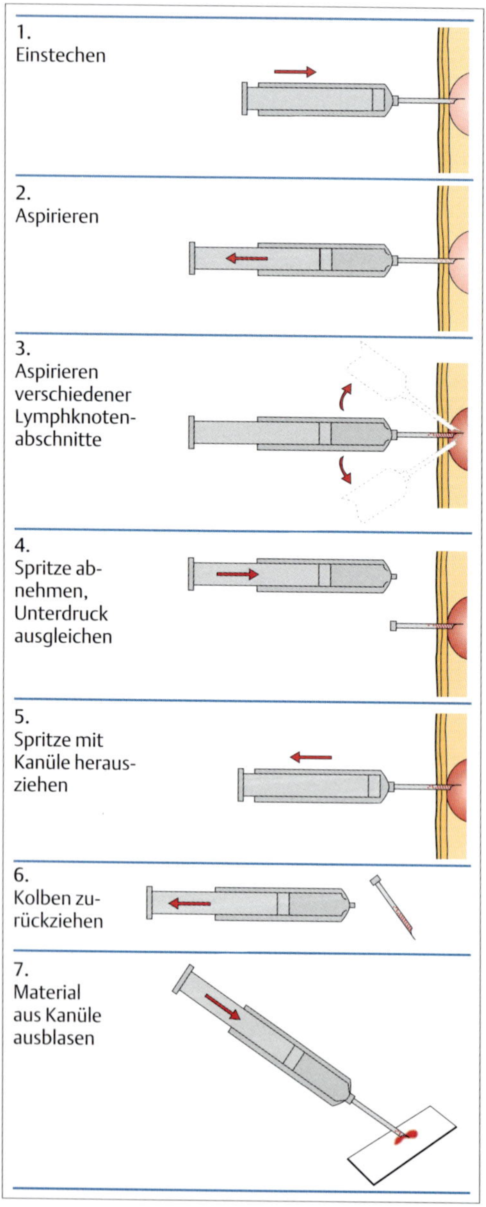

Abb. **8** Vorgehen bei Lymphknotenpunktion.

Diagnostischer Stufenplan

Aus den oben dargelegten Gründen lassen sich folgende Richtlinien für den Diagnosegang bei Blutveränderungen ableiten:

1. Am Anfang steht die *quantitative Bestimmung* von *Leukozyten* (L) und *Erythrozyten* (E); bei Blutungszeichen oder Veränderungen von L und E erfolgt schon hier die Mitbestimmung der Thrombozyten (T). Gerade wegen der breiten individuellen Schwankungen der Normbereiche (Tab. **2**, S. 12) ist folgende Faustregel angebracht:

> **!** Ein Blutbild gehört zum Ausgangsstatus wie der Blutdruck.

2. Bei allen quantitativen Veränderungen in L + E + T folgt die sorgfältige *Auswertung des Differentialblutbildausstrichs.* Da ja klinische Aspekte entscheidend für die Indikationsstellung sind, kann man sagen:

> **!** Ein Differentialblutbild ist indiziert bei
> - allen klinisch unklaren Symptomen,
> - speziell bei Lymphknoten- oder Milzvergrößerung,
> - signifikanten Veränderungen
>   - des Hb-Wertes,
>   - der Leukozytenzahl,
>   - der Thrombozytenzahl.

Hierbei darf zunächst nur vorausgesetzt werden, daß sich Elemente mit einem ungegliederten Kernkörper, d.h. *mononukleäre Zellen,* von solchen mit mehreren Kernen oder Kernteilen, d.h. *polynuklearen Zellen,* abheben. Diese Nomenklatur mag nicht ganz ideal erscheinen, ist aber einerseits klassisch eingeführt und andererseits als das zugrundeliegende Unterscheidungskriterium von so induktiver und richtungsweisender Bedeutung, daß diese Einteilung beibehalten wird. Ein auffallendes Überwiegen mononukleärer Zellen über die polynukleären segmentkernigen Granulozyten ist nämlich ein eindeutiges und frühzeitig feststellbares Faktum.

Gerade erfahrene Morphologen werden eingestehen, wieviel differenzierter und vorsichtiger der nächste Schritt zu gehen ist: die *Zuordnung mononukleärer Zellen nach verschiedenen Herkunftsmöglichkeiten,* lymphatische Zellen, Monozyten oder verschiedene unreife blastische Elemente, die sonst nur im Knochenmark vorkommen.

Das im folgenden angebotene Bildmaterial soll besonders die Differentialdiagnose auf diesem Sektor erleichtern. Dabei zeigt sich, daß die diversen Herkunftsmöglichkeiten mononukleärer Zellen wohl weitgehend unterschieden werden können; andererseits aber werden die Grenzen der Morphologie und die Artefaktanfälligkeit deutlich, so daß die Tür zu weiteren Diagnoseschritten (Morphologie in Speziallabors, Zytochemie, Immunmarkeranalyse) hier weit offen sein muß. Die differentialkritische Bedeutung eines Überwiegens mononukleärer Zellelemente gilt für Leukozytosen wie Leukozytopenien gleichermaßen.

3. Die *Bewertung der Erythrozytenmorphologie* nach der Begutachtung der Leukozyten darf bei keiner Beurteilung des Blutausstriches vernachlässigt werden. Ein besonderer Stellenwert kommt ihr natürlich bei Störungen der Erythrozytenzahl und/oder des Hämoglobins zu. Wo möglich, sollte bei Störungen der unaufwendig zu ermittelnden Erythrozytenzahl (s. unten) die Hämoglobinbestimmung angeschlossen werden, damit der Hämoglobingehalt des einzelnen Erythrozyten ermittelt werden kann (S. 14).
4. Die *Analyse der Zellzusammensetzung des Knochenmarks* ist bei sorgfältiger Beachtung der bisher erzielten Ergebnisse und der klinischen Phänomene des Patienten der letzte Schritt. Häufig werden die sich ergebenden Verdachtsdiagnosen durch humorale Untersuchung (z. B. Elektrophorese) oder zytochemische Analysen (z. B. ALP) bestätigt.

> **!** Knochenmarkanalyse ist indiziert, wenn Klinik und Blutbild eine Diagnose nicht eindeutig erlauben, z. B.
>
> – Leukozytopenie,
> – Thrombozytopenie,
> – unklare Anämie,
> – Trizytopenie,
> – monoklonale Gammopathie.

Zur Ausbreitungsdiagnostik kann bei Lymphomen oder Tumoren eine Knochenmarkanalyse indiziert sein (sofern oben genannter Punkt beachtet wird).

5. *Die Knochenmarkhistologie* ist noch weit seltener streng indiziert als die Knochenmarkzytologie. Interessante Aufschlüsse geben die Vergleichsuntersuchungen in Tab. **3**.

> **!** Knochenmarkprozesse mit starken Umbauvorgängen oder fokalen Infiltraten sind oft nur histologisch zu erfassen.

Das gilt speziell also für die oft faserreichen *myeloproliferativen Syndrombilder* (MPS) wie Polyzythämie, Myelofibrose-Osteomyelosklerose (MF-OMS), megakaryozytäre Myelose (MM) und chronisch

Tabelle **3** Vergleichsuntersuchungen Zytologie und Histologie des Knochenmarks an 807 Patienten (J. Boll)

Diagnose	**Überein-stimmend**	**Nur zyto-logisch erkannt**	**Nur histo-logisch erkannt**
Normbereich	279	21	16
CLL	69	7	0
Malignes Lymphom	25	27	14
AML/ALL	37	12	10*
CML	31	7	7
MPS (MF/OMS/MM)	25	3	7
Plasmozytom	22	7	2
Polycythaemia vera	12	1	11
Chronischer Infekt	15	5	1
Hämolytische Anämie	12	3	0
Eisenmangelanämie	12	3	3
Morbus Waldenström	5	3	0
Tumormetastasen	12	0	6
Toxische Markschädigung	5	1	0
Perniziöse Anämie	6	0	0
Morbus Hodgkin	3	1	3
Panmyelopathie, MDS	17	1	1
Agranulozytose	3	0	0
Sideroachresie	2	2	0
ITP	0	4	0
Erythroleukämie	0	3	0
Hypereosinophiles Syndrom	0	2	0
Osteopathie	2	0	1
Lipomatöse Markatrophie	5	0	1
Summen	599	113	83
Prozent	74,2%	14,0%	10,3%
Beide Diagnosen falsch:	12 (1,5%)		

* Bei Zustand nach Chemotherapie

myeloische Leukämie (CML) und für *maligne Lymphome* ohne Blutbeteiligung (Morbus Hodgkin oder blastische Non-Hodgkin-Lymphome) sowie *Tumorinfiltrationen.*

Die normalen Zellen des Blutes und der blutbildenden Organe

Die einzelnen Zellelemente der Hämatopoese

Unreife rote Vorstufen: Proerythroblasten und Makroblasten

Proerythroblasten sind die unreifsten Zellen der erythrozytenbildenden Reihe (Erythropoese), bei denen anhand der Größe (um 20 µm), sehr dichter Kernstruktur und tiefblauem, homogen wirkendem Zytoplasma mit einer Aufhellungszone die Abgrenzung gegen Myeloblasten (S. 37) und so die Zuordnung zur roten Zellreihe möglich ist. Ihre Teilungsprodukte haben bei geringerer Kerngröße ähnliche Charakteristika und werden als *basophile Erythroblasten* oder *Makroblasten* bezeichnet. Das Kernchromatin ist etwas gröber und der Kerndurchmesser geringer.

Die Ausreifung der roten Reihe erfolgt in enger Verbindung mit Makrophagen (transformierte Monozyten), die ausgestoßene Kerne von Normoblasten und Eisen gealterter Erythrozyten durch Phagozytose speichern und an junge Zellen weitergeben.

Diagnostische Bedeutung. Proerythroblasten sind nur unter hochpathologischen Bedingungen im Blut anzutreffen (extramedulläre Blutbildung, S. 34, oder Erythroleukämie, S. 98). In diesen Situationen kommt es auch zum Auftreten von basophilen Erythroblasten; nur in Ausnahmefällen können diese auch in einzelnen Exemplaren einmal bei einer starken Anämieregeneration mit ausgeschwemmt werden (z. B. nach schweren Blutungen oder in Überwindung einer Vitaminmangelsituation, S. 154).

Rote Blutbildung erfolgt normalerweise nur im Knochenmark

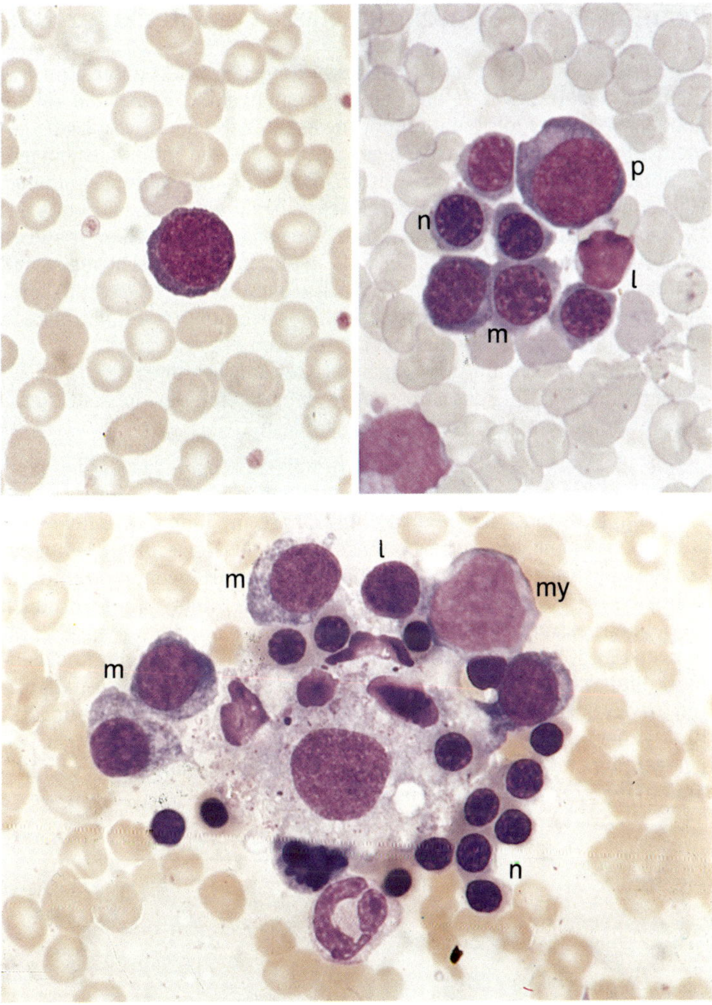

a b c

Abb. **9** Vorstufen der Erythrozyten im Knochenmark. **a** Proerythroblast. **b** Proerythroblast (p), zwei Makroblasten (m), der Rest basophile bis polychrome Normoblasten (n) und ein Lymphozyt (l). **c** Um einen Makrophagen mit weitem vakuoligem Zytoplasma lagern Makroblasten (m) und Normoblasten (n), ein Myeloblast (my) und ein Lymphozyt (l).

Reife rote Vorstufen: Normoblasten und Retikulozyten

Als Folgeprodukte von Erythroblastenteilungen werden unter dem Namen *Normoblast* zwei Zellformen zusammengefaßt, denen ein relativ kondenser, runder Kern und homogenes, grau wirkendes Zytoplasma gemein sind. Die noch teilungsfähige unreife Zelle mit graublaustichigem Zytoplasma wird auch als „polychromatischer" und die teilungsunfähige, stärker hämoglobinhaltige Form mit schon beginnender Rosafärbung des Zytoplasmas als „orthochromatischer Normoblast" angesehen. In dieser letzten Form kondensiert der Kern bis zu einem kleinen, schwarzen und strukturlosen Pünktchen, das schließlich ausgestoßen wird. Der nun kernlose Erythrozyt ist reich an Ribosomen, die sich durch Spezialfärbungen (S. 15) zu netzartigen Gebilden ausfällen lassen = *Retikulozyten.*

Vor der Verwechslung von Normoblasten mit Lymphozyten (Abb. **23**) schützt die Beachtung des ganz runden, sehr dichten Normoblastenkerns und das homogene, unstrukturierte Zytoplasma.

Diagnostische Bedeutung. Normoblasten können bei jeder starken Blutneubildung (also nach Blutungen, Eisenmangel oder Vitaminmangel) in der Kompensations- bzw. Behandlungsphase ins Blut ausgeschwemmt werden. Konstant sind sie bei chronischen Umsatzsteigerungen (Hämolysen) im Blut anzutreffen. Wenn eine gesteigerte Regeneration ausgeschlossen ist, wäre bei Normoblasten im Blut an zwei weitere Störungen zu denken: extramedulläre Blutbildung bei myeloproliferativen Erkrankungen (S. 120) oder Knochenmarkkarzinosen mit Störung der Knochenmark-Blut-Schranke (S. 152). In den gleichen Situationen sind Retikulozyten (in der Spezialfärbung) über den oberen Durchschnittswert von 25‰ für Männer und 40‰ für Frauen vermehrt. Sie erreichen Extremwerte von gelegentlich mehreren hundert Promille bei akuten Hämolysen und Vitaminmangelzuständen während der Behandlung.

Kleine schwarze Kerne: Normoblasten, die bei rascher Erythrozytenproduktion ins Blut gelangen

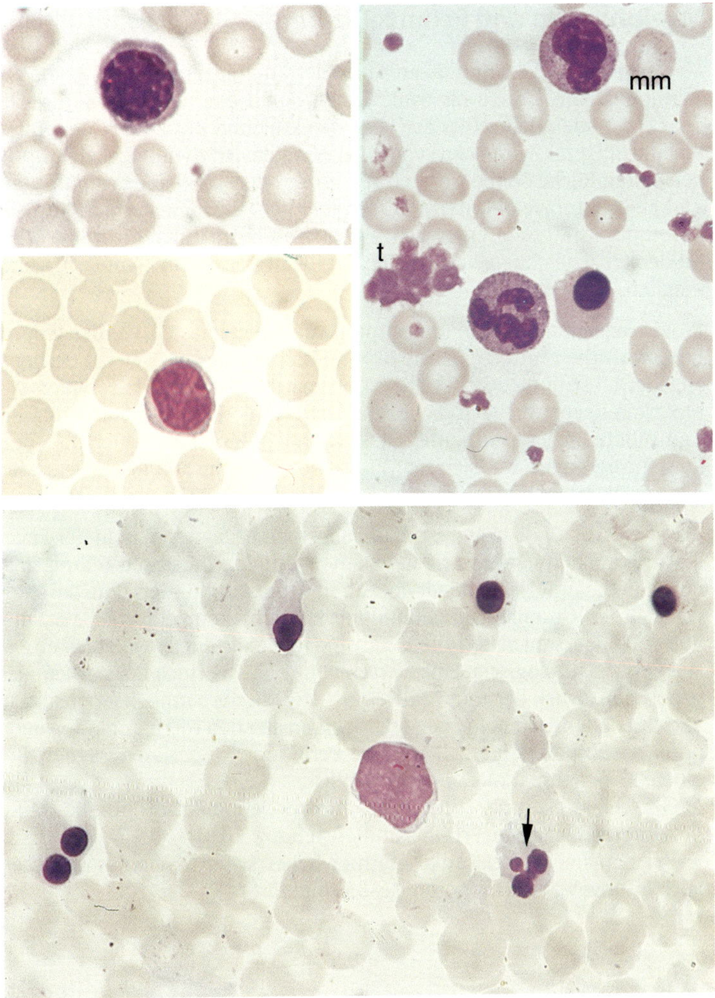

Abb. **10** Normoblastenformen, die auch im Blut vorkommen können. **a** Polychromatisch; **b** zum Vergleich ein Lymphozyt; **c** reifer, orthochromatischer Normoblast neben segmentkernigem neutrophilem Granulozyten, Metamyelozyten (mm) und Thrombozyten (t). **d** Normoblasten (neben einem Myeloblasten bei Erythroleukämie). Bei Pfeil Kernabschnürungen, wie wir sie meist bei Vitaminmangelanämie finden.

Unreife weiße Vorstufen: Myeloblasten und Promyelozyten

Myeloblasten sind die unreifsten Zellen der Granulozytenreihe. Sie sind als „mononukleäre" runde bis ovale Zellen durch eine feiner strukturierte „grießige" oder „feinretikuläre" Kernstruktur und ein zarter basophiles und unruhigeres Zytoplasma von Proerythroblasten zu unterscheiden. Auf den ersten Blick können sie auch wie große oder gar kleine Lymphozyten wirken (Mikromyeloblasten); immer aber hebt die feine Kernstruktur sie davon ab. Im Kern können sich 1–2 zarte Chromatinverdichtungen als Nukleolen abzeichnen. Vereinzelte zarte Azurgranula im Zytoplasma sind möglich.

Promyelozyten sind das Teilungsprodukt der Myeloblasten, werden jedoch größer als die Mutterzelle. Die Kernreifung bedingt eine etwas derbere, angedeutet strähnige Struktur des Chromatins. Im weiten basophilen Zytoplasma liegen reichlich dicke Azurgranula, die Peroxidase, Hydrolasen und andere Enzyme enthalten. Diese Granulationen liegen auch über den Kern hin verstreut, was sich am Mikroskop durch Einstellung auf verschiedene Präparatebenen mit der Mikrometerschraube erkennen läßt.

Diagnostische Bedeutung. Beiden Zellformen begegnet man in der Regel nur im Knochenmark, wo sie die Elemente mit der höchsten Teilungsfrequenz und damit Hauptträger der Granulozytenproduktion sind. Bei stark gesteigerter Granulozytenneubildung können Promyelozyten auch ins Blut gelangen, sehr selten allerdings sind hier dann auch Myeloblasten anzutreffen (pathologische Linksverschiebung S. 110). Auch bei starkem Regenerationsdruck der roten Zellreihe – etwa in der Kompensationsphase verschiedener Anämieformen – können analog den roten Vorstufen auch unreife weiße Vorläuferzellen in die Peripherie mitgerissen werden. Bei einem Knochenmarkbefall durch Metastasen eines Tumors ist ebenfalls die Durchlässigkeit der „Blut-Knochenmark-Schranke" für unreife weiße Vorläuferzellen gesteigert (Zusammenstellung S. 110 ff).

Bei manchen akuten Leukoseformen beherrschen Myeloblasten, selten auch Promyelozyten monoton das Blutbild (S. 88 f).

Abb. **12** Variationsbreite der Promyelozyten. **a** Granulareicher Promyelozyt unten, granulaärmerer in der Bildmitte, oben ein Myeloblast. **b** Granulareicher Promyelozyt. **c** Promyelozyten mit deutlichen Nukleolen (Pfeil); ein Myelozyt (mz) und ein basophiler Granulozyt (b). ▶

Rundzellen mit grießiger („retikulärer") Kernstruktur sind keine Lymphozyten, sondern Myeloblasten und Promyelozyten

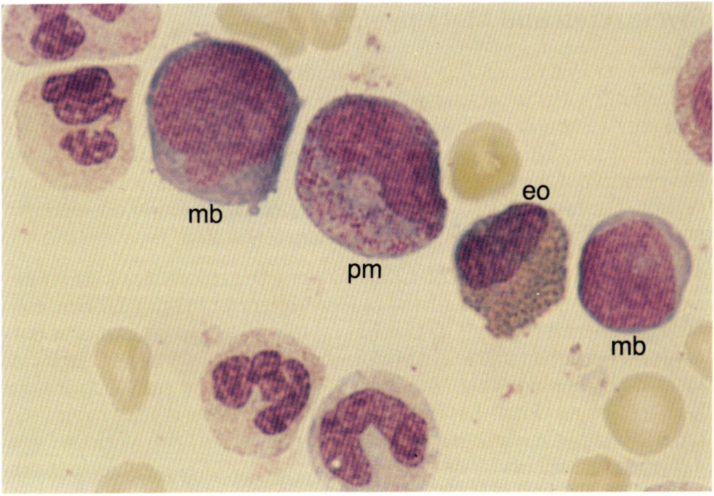

Abb. **11** Myeloblasten (mb) zeigen ein sehr feines Chromatingewebe von lockerer (links außen) oder dichter (rechts außen) Webart; meist Nukleolen. Promyelozyten sind zudem granuliert. eo = unreifer Eosinophiler.

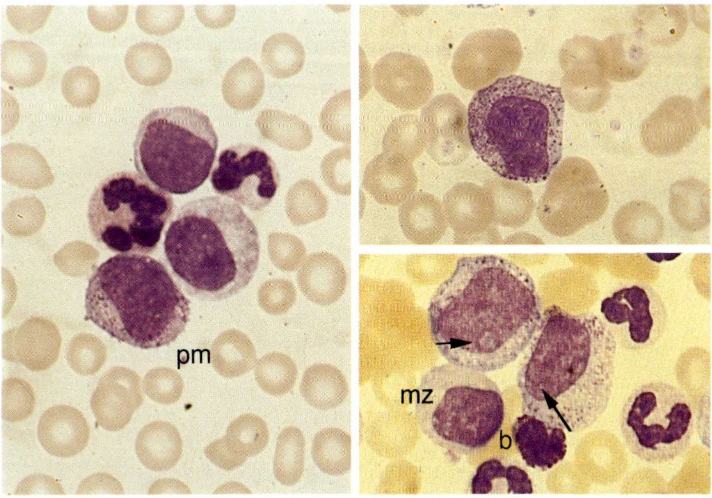

Mittelreife weiße Vorstufen: Myelozyten und Metamyelozyten

Myelozyten sind das direkte Teilungsprodukt der Promyelozyten und immer deutlich kleiner als diese. Der Kern ist streifig-striemig strukturiert, ovaloid; das Zytoplasma hellt sich auf und bekommt zum Teil eine rosa Tönung. Ein spezieller Typ von Granulationen, die nicht mehr rot wie bei Promyelozyten wirken (neutrophile Granula) ist diffus im Zytoplasma verteilt. Der Myelozyt hat morphologisch eine große Amplitude und umfaßt wohl zwei verschiedene teilungsfähige Zellstufen.

Metamyelozyten (*jugendliche* Granulozyten) zeigen weitere Kernreifung durch zunehmende streifige und punktförmige Verdichtungszonen, woraus ein geflecktes Muster der Kerne resultiert, die sich langsam auf Bohnenform einziehen und leicht verformbar sind. Die Metamyelozyten sind nicht mehr teilungsfähig. Von dieser Stufe an erfolgt nur noch weitere Kernausreifung durch Kontraktion, so daß die Unterscheidungen (zwischen Metamyelozyten, Stab- und Segmentkernigen) Konventionen wiedergeben, die allerdings unterschiedlicher „Reife" dieser Zellformen entsprechen.

Diagnostische Bedeutung. Myelozyten und Metamyelozyten gelangen, wie ihre Vorläufer, in der Regel nur bei gesteigerter Neuproduktion in entsprechenden Reizsituationen (speziell Infekte; Übersicht über mögliche Auslöser S. 110) ins Blut; hier sind sie dann allerdings häufiger anzutreffen als Myeloblasten und Promyelozyten.

Ovale Zellen oder gebuchtete Zellen mit streifiger oder gefleckter Kernstruktur: Myelozyten und Metamyelozyten

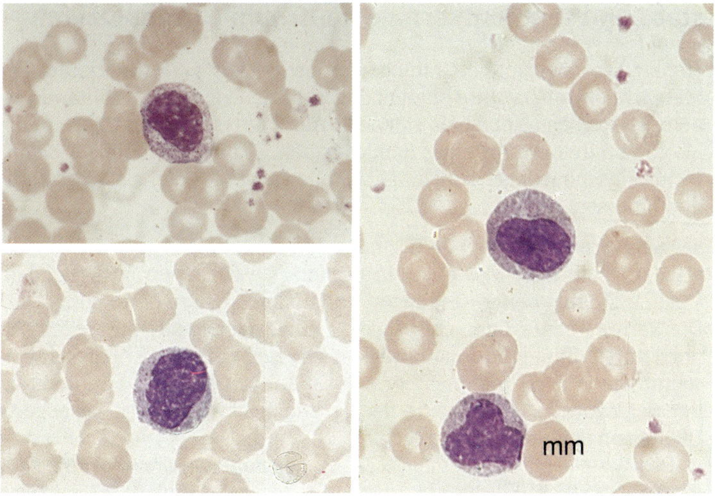

Abb. **13** Myelozyten. In **c** unten ein Metamyelozyt (mm) mit dichterer Kernstruktur und Kernbuchtungen.

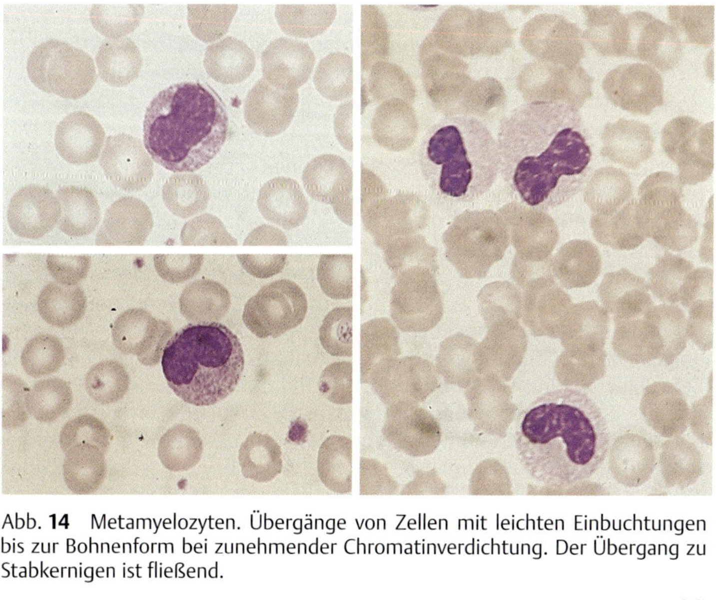

Abb. **14** Metamyelozyten. Übergänge von Zellen mit leichten Einbuchtungen bis zur Bohnenform bei zunehmender Chromatinverdichtung. Der Übergang zu Stabkernigen ist fließend.

Reife neutrophile Zellen: stab- und segmentkernige neutrophile Granulozyten

Stabkernige neutrophile Granulozyten stellen die Fortentwicklung der Metamyelozyten dar. Ihre Abgrenzung ist oft schwierig. Man sollte von einem Stabkernigen sprechen, wenn alle Abschnitte des Kerns ungefähr die gleiche Breite nach Art eines Bandes haben („band neutrophils"). Beginnende Einschnürungen sind möglich, sollen aber nie tiefer als $^2/_3$ des Kerndurchmessers sein.

Segmentkernige neutrophile Granulozyten sind die Endstufe dieser Zellreihe, die mit dem Myeloblasten begann; sie entstehen in fließendem Übergang ohne weitere Teilungen durch zunehmende Kernkontraktion. Die Kernsegmente sind schließlich an einer oder mehreren Stellen nur noch durch dünne Chromatinbrücken (die nicht dicker als $^1/_3$ des durchschnittlichen Kerndurchmessers sein sollen) verbunden. Das Chromatin der Segmente ist derbstreifig-fleckig und hebt sich durch gesteigerte Dichte von dem der Stabkernigen ab.

Das Zytoplasma der segmentkernigen neutrophilen Granulozyten variiert von annähernd farblos bis zu zartem Rosa oder Violett. Die reichlich vorhandenen Granula sind oft kaum sichtbare Stippchen.

Die Anzahl der einzelnen Segmente ist um so höher, je älter die Zellen sind. Folgende grobe Richtwerte gelten als Normalverteilung (nach Arneth): 2 Segmente bei 10–30%, 3 Segmente bei 40–50%, 4 Segmente bei 10–20%, 5 Segmente bei 0–5%. Eine Linksverschiebung zu niedrigerer Segmentzahl kann als diskretes Symptom einer reaktiven Aktivierung dieser Zellreihe gelten. Eine Verschiebung zu hochsegmentigen Formen (Übersegmentierung) kommt vor allem bei Vitamin-B_{12}- und Folsäuremangel vor.

Diagnostische Bedeutung. *Stabkernige* können in geringer Anzahl (im Mittel bis 5%) im normalen Blutbild ohne diagnostische Bedeutung auftreten. Ein höherer Anteil Stabkerniger kann im Sinne einer „Linksverschiebung" als erstes Zeichen eines reaktiven Zustandes (S. 110) bewertet werden. Die diagnostische Bedeutung der ***neutrophilen Segmentkernigen*** liegt darin, daß Normalwerte (Tab. **2**, S. 12) den empfindlichsten Indikator für eine Normalfunktion der Hämatopoese (und speziell der zellulären Bakterienabwehr) darstellen. Steigerungen ohne qualitative Linksverschiebung sind kein Beleg für eine Alteration der Knochenmarkfunktion, da Umverteilungen aus nicht zirkulierenden Speichern in die Zirkulation erfolgen können (Ursachen S. 109). Zusammen mit qualitativen Veränderungen (Linksverschiebung, toxische Granulation) ist eine Granulozytose jedoch im Sinne einer Knochenmarkaktivierung verschiedener Ursachen zu deuten (S. 109f). Eine quantitative Reduktion unter äußerste Normwerte (Tab. **2**, S. 12) muß dagegen im Sinne einer möglichen Knochenmarkschädigung oder eines gesteigerten Zellabbaus abgeklärt werden.

Zunehmende Kernkontraktionen und Einschnürungen; fließende Übergänge: Metamyelozyten, Stabkernige, Segmentkernige

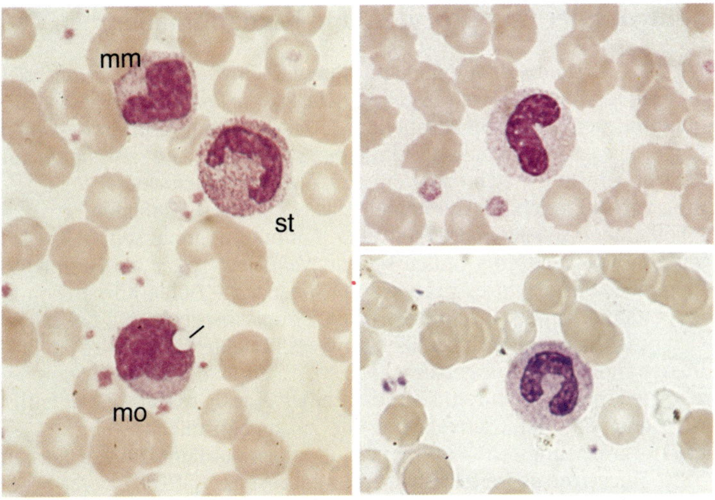

Abb. **15** Stabkernige neutrophile Granulozyten. **a** Zunehmende Kontraktion des Metamyelozyten (mm) führt zur Form des Stabkernigen (st); Monozyten (mo) ähneln oft Metamyelozyten (Unterschied: Graublau des Plasmas, zarterer Kernaufbau, Vakuole [Pfeil]). **b**, **c** Typische Stabkernige, beginnende Segmentierung mit zunehmender Kernverdichtung in **c**.

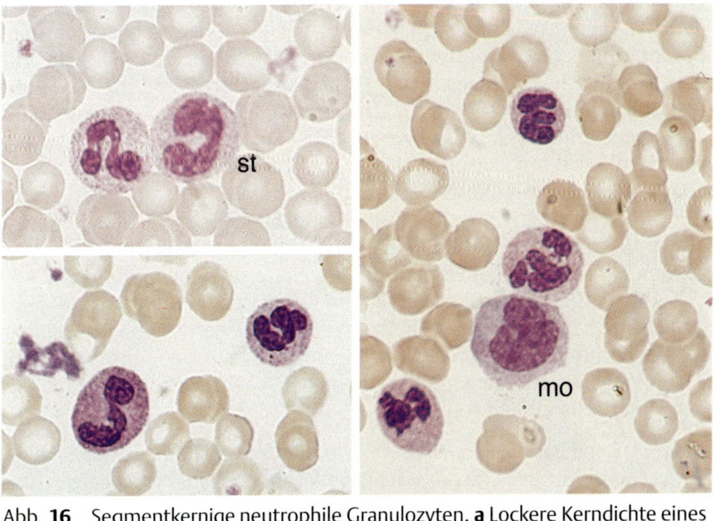

Abb. **16** Segmentkernige neutrophile Granulozyten. **a** Lockere Kerndichte eines Stabkernigen (st) im Vergleich zu einem beginnenden Segmentkernigen. **b** Verstärkte (toxische) Granulation eines Segmentkernigen. **c** Hochsegmentierte (alte) Segmentkernige neben Monozyt (mo).

Abbauformen, spezielle Granulationen, Anhänge neutrophiler Granulozyten und Kernanomalien

Als *toxische Granulation* der neutrophilen Segmentkernigen bezeichnet man ein rotviolettes Hervortreten der sonst stippchenhaften, blassen Granulation, meist auf leicht basophilem Zytoplasmahintergrund, die sich im Gegensatz zu den normalen Granula bei saurem pH (5,4) besonders gut anfärbt. Es handelt sich dabei um ein Folgephänomen aktiver Verarbeitung von Bakterien oder Proteinen, das bei schweren Infekten, toxisch-medikamentösen Einwirkungen oder Autoimmunprozessen (z. B. PCP) vorkommt. Gleichzeitig finden sich oft *Vakuolisierungen* als Endphänomen eines Phagozytosevorganges und sogenannte Döhle-Körperchen in Form kleiner runder Inseln basophilen Zytoplasmas (speziell bei Scharlach beschrieben, jedoch bei allen schweren Infekten und toxischen Einflüssen möglich). Als sogenannte *Pelger-Formation* der Granulozyten bezeichnet man nach ihrem Erstbeschreiber eine hereditäre Segmentierungsanomalie der Granulozyten, die zu kugelförmigen, stabförmigen oder – am häufigsten – zu zweisegmentigen = brillenförmigen Kernen führt. Wichtiger als diese familiäre Anomalie ist das Auftreten derartig gestörter Granulozyten ohne Heredität (dann als Pseudopelger-Formen oder pelgroide Granulozyten bezeichnet). Sie weisen auf einen schweren infektiös-toxischen Reiz oder auf eine beginnende idiopathische Störung (Präleukose, schwelende Leukose) hin oder begleiten eine manifeste Leukose.

Kernanhänge sollten nicht mit sehr kleinen Segmenten verwechselt werden. Es handelt sich immer um winzige (weniger als thrombozytengroße) Chromatinteilchen, die über eine mehr oder weniger dünne Brücke mit dem Hauptkern verbunden bleiben und dementsprechend wie ein Trommelschlegel (drumstick), ein aufsitzendes Knötchen (sessile nodule) oder ein kleiner Tennisschläger (racket) wirken. Davon entspricht nur die erste Form dem X-Chromosom, das sich während der Segmentierung heraussequestriert. 1 – 5 % zirkulierender Granulozyten mit Drumstick (wenigstens 6 von 500) sprechen für weibliches Geschlecht; jedoch muß gerade wegen der Verwechselbarkeit mit den übrigen (bedeutungslosen) Kernanhangsformen vor raschen Schlüssen durch Ungeübte gewarnt werden.

Selten trifft man im Blut (häufiger in Exsudaten) *granulozytäre Abbauformen* kurz vor der Zytolyse. Hierbei verlieren die Kernsegmente offenbar die Verbindung untereinander, die Chromatinstruktur der einzelnen, sich abrundenden Kernteile wird dicht-homogen, das Zytoplasma gewinnt einen violett-basophilen Ton.

Diagnostische Bedeutung. *Toxische Granulation* weist auf schwere bakterielle, chemische oder metabolische Einwirkungen hin. *Pseudopelger*-Granulozyten treten bei Myelodysplasien und Leukämien auf.

(Kernanhänge zur Geschlechtsbestimmung haben ihre Bedeutung gegenüber genetischen Tests verloren.)

Segmentkernige neutrophile Granulozyten sind als Funktionszellen der „myeloischen" Reihe sehr variabel

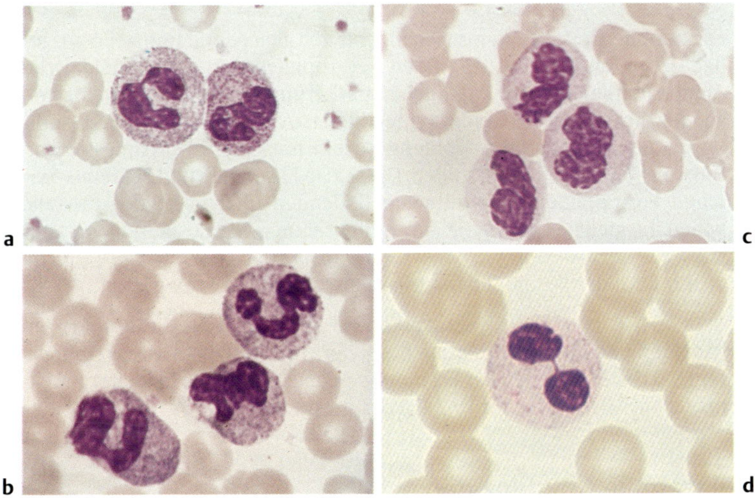

Abb. **17** Segmentkernige neutrophile Granulozyten. **a** Mit toxischer Granulation. **b** Vakuolisierung nach Phagozytose. **c** „Pseudopelger"-Formation mit einfacher Segmentierung. **d** Brillenförmige „Pseudopelger"-Zelle.

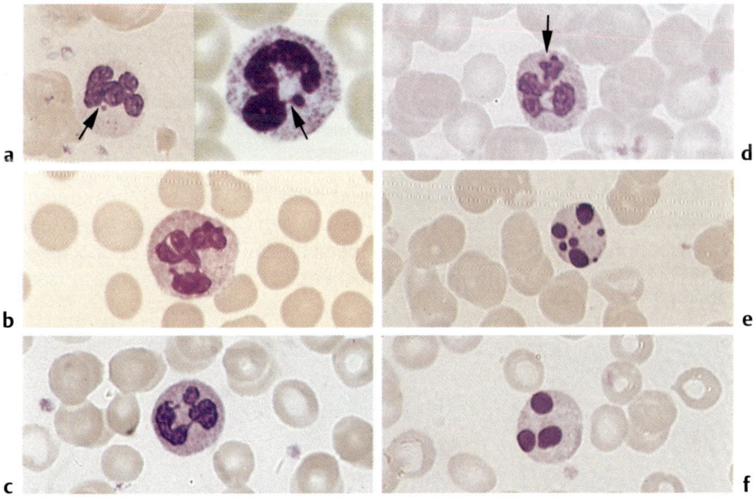

Abb. **18** Kernanhänge. **a** Drumstick mit typischer zarter Verbindung (Pfeil) zum Kern. **b**, **c** Dickere Verbindungen sprechen gegen geschlechtsspezifische (X-)Formation ebenso wie in **d** ein aufsitzender Knoten (Pfeil). **e**, **f** Abbauformen neutrophiler Segmentkerniger.

Eosinophile Granulozyten

Eosinophile Granulozyten machen, von der gleichen Stammzelle ausgehend, ihre Reifung parallel zu den Neutrophilen durch. Morphologische Abgrenzbarkeit besteht im Knochenmark frühestens vom Promyelozyten an, der dicke blaurote Granula trägt, die erst vom Metamyelozytenstadium an als zunehmend rotgoldene Kugeln mit einem Durchmesser von 1 µm das Zytoplasma dicht füllen. Die sich in Exsudaten und Sekreten zwischen Eosinophilenansammlungen findenden Charcot-Leyden-Kristalle haben die gleiche chemische Zusammensetzung wie Eosinophilengranula.

Der Kern der Eosinophilen weist meist nur zwei Segmente auf.

Diagnostische Bedeutung. Entsprechend ihrer Funktion (Reaktion gegen Parasiten und Immunregulation besonders in der Abwehr von Fremdprotein S. 5) ist ein Anstieg der Eosinophilen über 400/µl als Indikator für Parasitosen, Allergien u. v.a. (S. 122) zu interpretieren.

Basophile Granulozyten

Basophile Granulozyten reifen analog den Eosinophilen parallel zur Neutrophilenreihe und sind frühestens von der Promyelozytenstufe an durch ihre dicken, schwarzvioletten Granula abgrenzbar. Diese überlagern bei der reifen, relativ kleinen Zelle oft brombeerartig die zwei kompakten Kernsegmente; sie sind allerdings durch Wasser leicht löslich und hinterlassen dann blaßrosa gefärbte Vakuolen.

Vermutlich nahe verwandt sind die sog. Gewebsbasophilen oder Gewebsmastzellen, die nie im Blut erscheinen. Sie tragen unter dicken basophilen Granula einen runden Kern!

Diagnostische Bedeutung. Entsprechend ihrer Rolle bei anaphylaktoiden Reaktionen (S. 5) ist ein Anstieg von basophilen Granulozyten vor allem bei Überempfindlichkeitsreaktionen verschiedener Art zu beobachten. Daneben sind sie bei chronischen Knochenmarkerkrankungen gesteigert (S. 120).

Kugelförmige Granula füllen das Zytoplasma: eosinophile und basophile Granulozyten

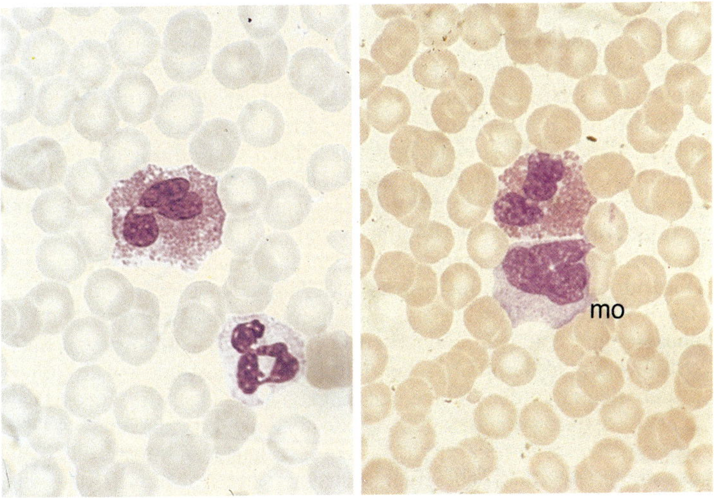

a b

Abb. **19** Eosinophile Granulozyten. **a** Eosinophiler neben einem neutrophilen Segmentkernigen. **b** Eosinophiler neben einem Monozyten (mo). Zu beachten ist der korpuskulärkugelige Charakter der eosinophilen Granula im Gegensatz zur stippchenförmigen toxischen Granulation neutrophiler Segmentkerniger.

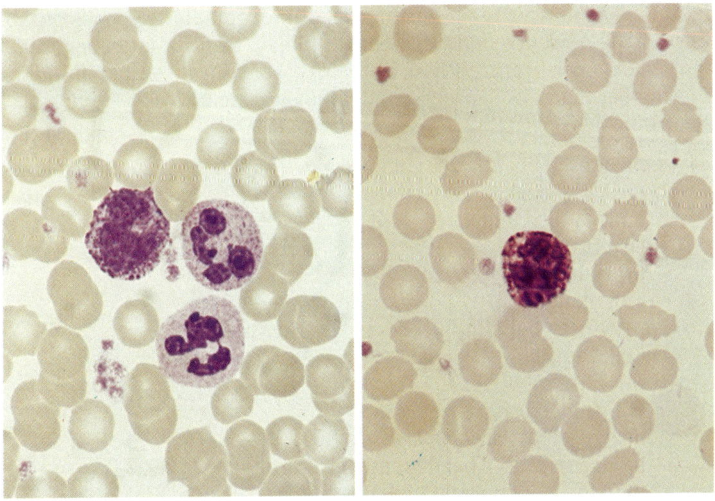

a b

Abb. **20** Basophile Granulozyten. **a** Neben zwei neutrophilen Segmentkernigen, von denen der obere starke Granulation zeigt; der basophile Granulozyt hebt sich durch dicke Granula und plumpe Kernsegmente ab. **b** Überlagerung des Kerns durch Granula.

Monozyten

Monozyten entstammen dem Knochenmark und zweigen sich in ihrer Entwicklungslinie auf frühester Stufe von der granulozytären Reihe ab, ohne daß eindeutige spezifische Vorstufen in der alltäglichen Morphologie sicher und mit diagnostischer Relevanz faßbar wären. Die reifen Monozyten sind durch ihre starke Beweglichkeit und Adhäsivität die wohl morphologisch vielfältigste Zellart. Bei einer Größe zwischen 20 und 40 μm ist konstantes Charakteristikum ein ovaloider Kern, der meist unregelmäßige Konturen mit Ausstülpungen und Einbuchtungen bis zu pseudopodienartigen Kernlappungen aufweist. Die „unruhige", feinstrukturierte Zeichnung des Kernchromatins läßt eine Abgrenzung von Myelozyten mit ihrer striemigen und gefleckten Kernchromatinstruktur und zu den Lymphozyten mit homogen-kondensen Kernen zu. Das Zytoplasma ist wechselnd weit, grau-basophil und enthält locker eingestreut feinste rötliche Granulationen an der Grenze der Auflösungsfähigkeit des Auges. Diese Charakteristika variieren mit der Größe der Zelle stark, und diese Zellgröße ist wiederum von der Ausstrichdicke abhängig. An dünnen Stellen, speziell im Bart des Ausstriches, finden sich Monozyten angereichert als relativ große, lockere Zellen mit hellgraublauem („taubengrauem") Zytoplasma. An dicht- und kleinprojizierten Stellen wirken Monozyten zum Teil lymphozytenähnlich; hier unterscheidet sie oft nur noch eine gewisse Buchtung des Kerns und ein „gewittriges" Graublau des Zytoplasmas.

Diagnostische Bedeutung. Entsprechend ihrer Funktion (S. 5) als phagozytierende Abwehrzellen weist eine Erhöhung über 7% und über 850/μl auf einen Abwehrprozeß hin; erst starke Vermehrungen bei absoluten Verminderungen in den übrigen Zellreihen lassen an eine Monozytenleukämie denken (S. 96).

- Monozytosen bei *Infekten:* immer in der Abklingphase akuter Infekte; chronisch speziell bei
  - Endocarditis lenta,
  - Listeriose,
  - Brucellose,
  - Tuberkulose.
- Monozytosen bei *nichtinfektiösen Reaktionen,* z. B.
  - Kollagenosen,
  - Morbus Crohn,
  - Colitis ulcerosa.
- Monozytosen bei/als *Neoplasien,* z. B.
  - paraneoplastisch bei disseminierten Tumoren,
  - Bronchialkarzinom, Mammakarzinom,
  - Myelodysplasien (spezielle CMML S. 108 f),
  - akute Monozytenleukämie (S. 96).

Die Blutzellen mit dem vielfältigsten Erscheinungsbild: Monozyten

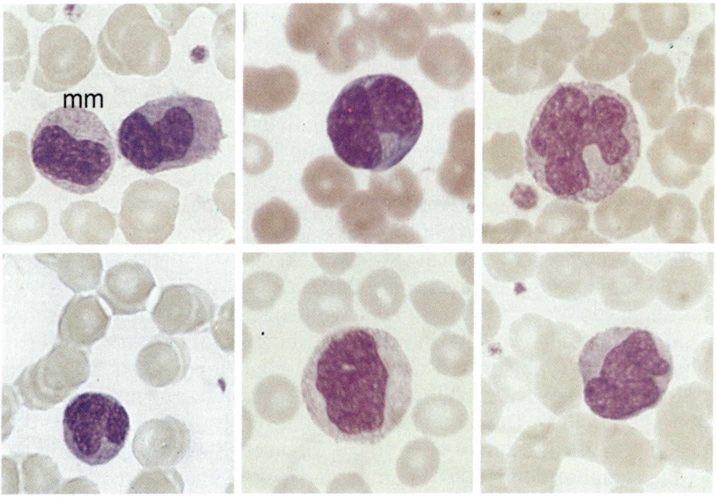

a e b f

Abb. **21** Monozyten. **a**, **b** In dichten Ausstrichstellen kompakter wirkend; in **a** neben einem Metamyelozyten (mm), der durch helleres Zytoplasma und derbere Kernstruktur unterschieden ist. **c** Unreifere Form mit tiefblauem Zytoplasma. **d – f** In lockeren Ausstrichstellen deutliche Vielfalt der Kernform.

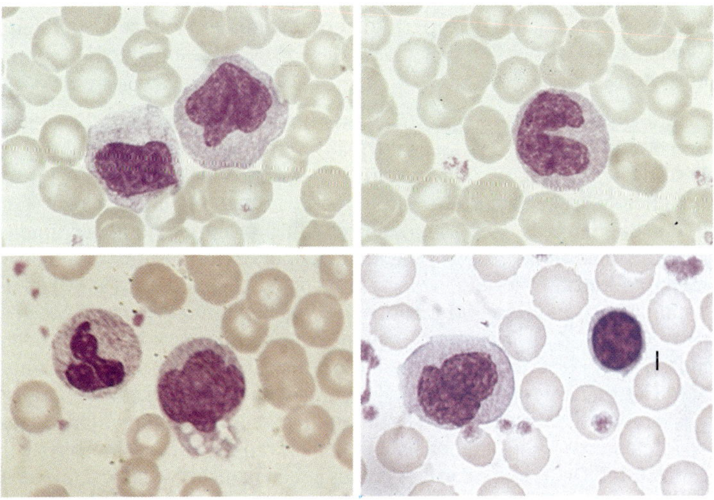

a c b d

Abb. **22** Monozyten. Das Graublau des Zytoplasma und die feine Chromatinstruktur und Kernpolymorphie lassen meist sichere Unterscheidung von Metamyeliten zu (Abb. **14**). In **b** Phagozytosevakuolen am unteren Zellpol, in **d** Monozyt neben Lymphozyt (l).

Lymphozyten (und Plasmazellen)

Lymphozyten werden ubiquitär, vor allem aber in Lymphknoten, Milz, Knochenmark und den lymphatischen Inseln der Darmschleimhaut unter dem Einfluß von Thymus (T-Lymphozyten 80%) oder Knochenmark (B-Lymphozyten 20%) gebildet. Unreife Vorstufen (Lymphknotenzytologie S. 176) gelangen so gut wie nie ins Blut und sind daher für die praktische Diagnostik ohne Relevanz. Die im Blut anzutreffenden Zellen sind überwiegend „kleine" Lymphozyten von 6–9 µm Durchmesser des runden, allenfalls ovalen Kerns. Sein Chromatin ist als dicht-schollig zu bezeichnen. Bei mikroskopischer Feinanalyse durch Höhenverstellung mit der Mikrometerschraube wird der „grießige" Eindruck von Myeloblasten oder der unruhige von Monozyten nicht zu gewinnen sein. Zwischen den dichten Chromatinschollen lassen sich wechselnd ausgeprägte Zonen von Aufhellung wie Abbruchlinien zwischen Schieferschollen erkennen. Nukleolen treten selten hervor. Das Zytoplasma zieht sich relativ eng und zart basophil um den Kern. Durchschnittlich nur bei 10% (maximal bei 30%) der Zellen enthält das Zytoplasma einige rotviolette „azurophile" Granula. Große Lymphozyten von 9–15 µm zeigen gleiche Charakteristika bei etwas lockerer Schollenstruktur des Kerns. Wichtig ist, daß die kleinen Lymphozyten, denen man ihre Zugehörigkeit zur T- oder B-Reihe nicht ansieht, keine funktionellen Endzellen sind, sondern auf spezifische immunologische Reize hin eine Transformation durchmachen. Die Endstufe der B-Zell-Reifung (in Knochenmark – und Lymphknoten) sind Plasmazellen mit oft balkig-radiär strukturiertem Kern und immer weitem basophilem Zytoplasma. Dazwischen liegen variable Formen „plasmozytoider" Lymphozyten.

Diagnostische Bedeutung. Normalwerte für Lymphozyten zwischen 1500 und 4000/µl und um 35% spiegeln quantitativ eine normale Produktionsleistung des lymphatischen Systems wider, lassen aber noch keine funktionellen Aussagen zu. Diese wären über den Immunglobulinspiegel (für B) und die Hauttests vom Tuberkulintyp (für T) orientierend zu gewinnen. Absolute quantitative Steigerungen der Lymphozyten werden oft zusammen mit Transformierung in erster Linie bei viralen Infekten (S. 66) oder lymphatischen Systemerkrankungen (S. 70) beobachtet. Relative Steigerungen auf Kosten anderer Zellreihen können Ausdruck toxischer oder aplastischer Prozesse sein (Agranulozytose S. 84, aplastische Anämie S. 148 ff), da die lymphatische Reihe derartigen Störungen stärker entzogen ist. Verminderungen der lymphatischen Zellen kommen in der Regel spontan nur bei sehr seltenen konnatalen Erkrankungen vor (Morbus Bruton, Morbus Di George); darüber hinaus gehen manche Systemerkrankungen, z. B. Lymphogranulomatose und ein aktives AIDS mit Erniedrigungen der Lymphozytenzahl einher.

Reife Plasmazellen erscheinen kaum im Blut (eine Plasmazelleukämie ist extrem selten).

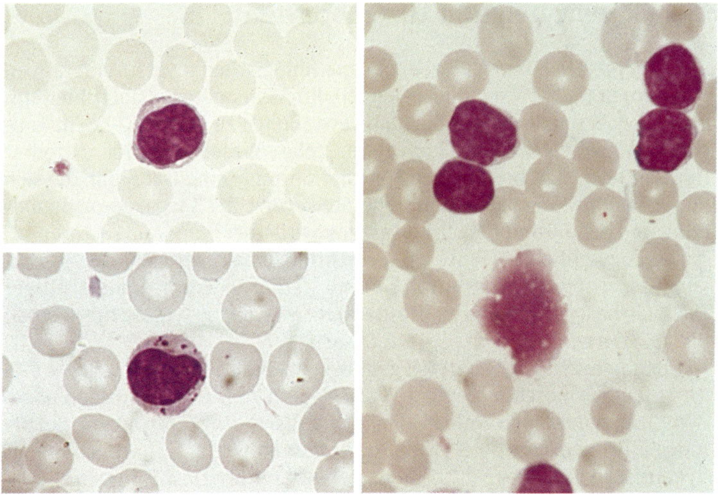

a b c

Abb. **23** Lymphozyten. Typische kleine, dichtkernige Elemente, in **b** mit Azurgranulation, in **c** Kernschatten als Rest einer zytolysierten Zelle (ohne spezifische diagnostische Relevanz).

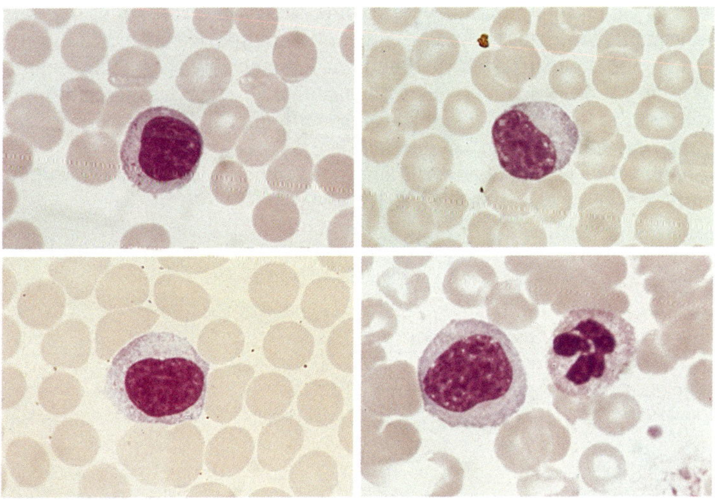

a c b d

Abb. **24** Variationsbreite der Lymphozyten. **a**, **b** Gelegentlich ist der Zytoplasmasaum auch unter Normalbedingungen etwas weiter. **c** Plasmozytoides Erscheinungsbild. **d** Selten im Blut anzutreffender großer Lymphozyt mit lockerer Kernstruktur neben einem neutrophilen Segmentkernigen.

Megakaryozyten und Thrombozyten

Megakaryozyten können nur bei hochpathologischen myeloproliferativen Syndromen (S. 112 f) ins Blut gelangen. Ihre Darstellung erfolgt hier, um die Entwicklung der Thrombozyten verständlich zu machen. Die im Knochenmark seßhaften Megakaryozyten stellen Riesenkerne von extremer Hyperploidie (durchschnittlich 16facher Chromosomensatz) dar, die sich durch Endomitosen aufbauen. Eine Steigerung der Megakaryozytenbildung und der Thrombozytenfreisetzung wird über humorale Faktoren bei Thrombozytenbedarf (Blutung, vermehrter Abbau) geregelt. Die Freisetzung der Thrombozyten erfolgt durch Zerfall in Form granulahaltiger Zytoplasmaabschnürungen. Die nackten Megakaryozytenkerne werden phagozytiert.

Erst die reifen *Thrombozyten* gelangen ins Blut. Sie stellen sich als 1 – 4 µm große kernlose Elemente aus zartblauem sternförmig auslaufendem Zytoplasma mit feiner rötlich-blauer Granulation im Zentrum dar. Relativ junge Thrombozyten sind größer und „ausgebreiteter", ältere wirken als pyknotische Pünktchen (Thrombozytenausbreitungstest S. 16).

Diagnostische Bedeutung. Im Ausstrich stößt man normalerweise immer auf zerstreut oder in Gruppen liegende Thrombozyten (mit dem 100er Objektiv pro Blickfeld 8 – 15 Zellen). Prinzipiell ließe sich ihre Anzahl auf 1 Mill. Erythrozyten auszählen. Bei schätzender Durchsicht eines Ausstrichs geben sie Anhalt für Vermehrung oder starke Verminderung, was eine Zählkammerauszählung veranlassen kann, speziell um akute Thrombozytopenien abzuklären (S. 166 ff). Im Rahmen des Thrombozytenausbreitungstests (S. 16) kann allein die morphologische Beurteilung des Anteils großer (junger) oder kleiner (alter) Thrombozyten auf Umsatzsteigerung oder toxische Störungen hinweisen.

Kleine Megakaryozytenkerne kommen nur bei schweren myeloproliferativen Erkrankungen ins Blut (S. 169).

Megakaryozyten erscheinen nie im Blutausstrich, Thrombozyten sind in jedem Blickfeld zu finden

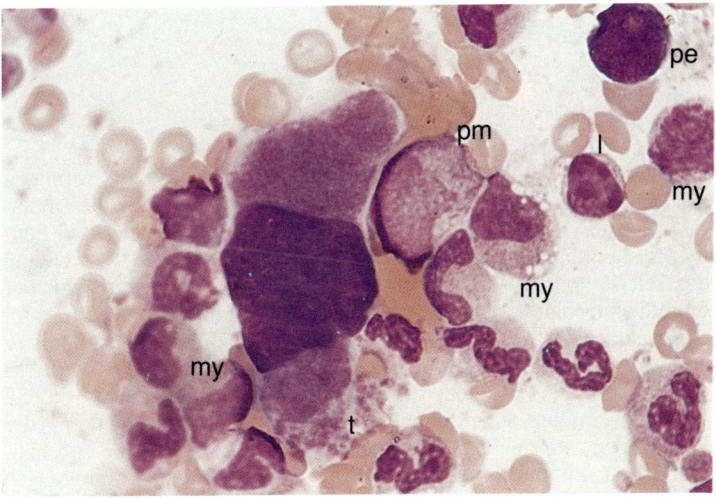

Abb. **25** Knochenmarkzytologie mit einem Megakaryozyten. Im Zentrum der riesige (hier zweiteilige) Kern. Das feingranulierte Zytoplasma lagert zu beiden Seiten des Kerns, unten bereits Thromboyzten (t) sequestrierend. Daneben verschiedene unreife/mittelreife Knochenmarkzellen. pe = Proerythroblast, pm = Promyelozyt, my = Myelozyt, l = Lymphozyt.

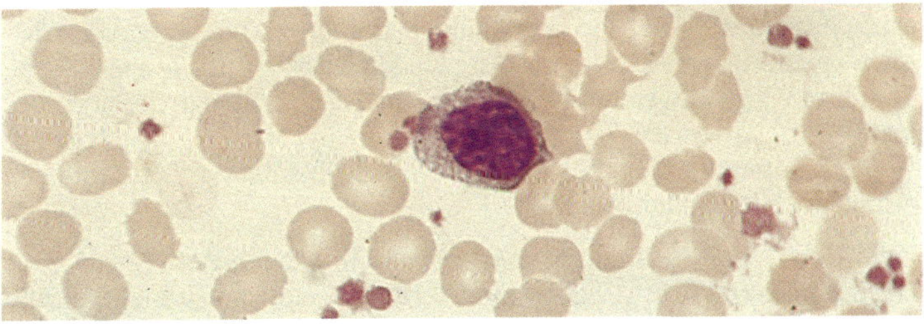

a

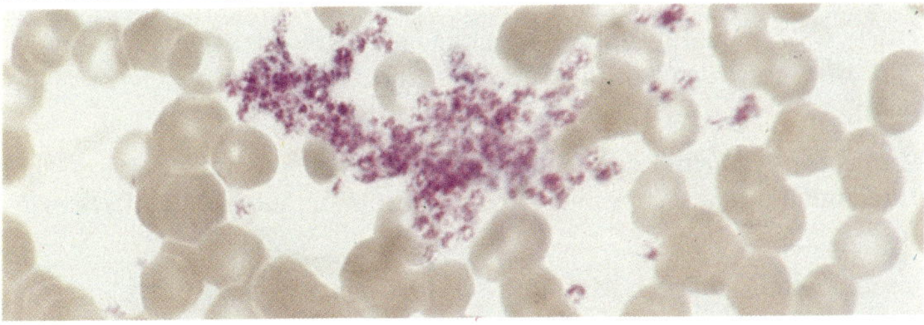

b

Abb. **26** Thrombozyten. **a** Normale Dichte und Größenvarianz der Thrombozyten (um einen Metamyelozyten). **b** Thrombozytenagglomerat, meist an Ausstrichenden, spiegelt keine reale Vermehrung wider.

Zellzusammensetzung des Knochenmarks und Prinzipien der Auswertung

Wie oben angedeutet und unten zu belegen ist, sind fast alle Störungen der Hämatopoese aus Klinik, Blutbild und humoralen Befunden zu diagnostizieren. Für die seltenen Indikationen der Zellanalyse des Knochenmarks ist erfahrungsgemäß der Aufwand ihrer Erlernung relativ groß und die Gelegenheit zur (ständig nötigen) Übung gering. Andererseits aber birgt die Knochenmarkdiagnostik keinerlei Geheimnisse. Ihre Grundkategorien sollen hier kurz zusammengefaßt werden, um das Verständnis zu ermöglichen, warum in der Regel keine grundsätzlich neuen Aspekte zu erwarten sind und wie andererseits spezifische diagnostische Auskünfte zustande kommen. So wird es dem Anfänger möglich, nach Kenntnis der Einzelzellen, wie sie die vorangehenden Seiten vermitteln, die Knochenmarkbilder zu interpretieren, die bei den jeweiligen Erkrankungen (S. 63 ff) abgebildet sind, und analoge diagnostische Schritte zu gehen. Die Auswertung des mäanderförmig locker ausgestrichenen Knochenmarkbröckels oder Quetschpräparates erfolgt zunächst in großflächiger Durchsicht verschiedener Areale aus mehreren Präparaten. Daran schließt sich eine Einzelanalyse von mindestens 200 Zellen aus 2 repräsentativen Regionen an. Hierbei lassen sich durchschnittlich die in Tab. **4** dargelegten Normalwerte mit großer Streuung finden. Die Unterschiede zwischen den Normalwerten zweier der kenntnisreichsten Autoren und die angegebene Streubreite kann jedem ein tröstlicher Hinweis auf biologische und subjektive Unschärfen sein.

Die Kombination abschätzender und quantifizierender Beurteilungen erfolgt nach folgenden Kriterien:

Zelldichte. Dies Kriterium ist für Artefakte sehr anfällig. Abb. **27** gibt etwa die normale Zelldichte wieder. Eine Verminderung kann abnahme- und ausstrichbedingt sein, und nur wenn sicher Knochenmarkbröckel ausgestrichen wurden und zum Teil vakuolige Bindegewebsfettzellen überwiegen, ist eine reale Verminderung des Knochenmarkzellmaterials anzunehmen.

Vermehrte Zelldichte; z. B. bei allen stark regenerativen Prozessen, bei Leukämien und myeloproliferativen Syndromen (außer Osteomyelosklerose).

Verminderte Zelldichte; z. B. bei aplastischen Prozessen, Myelofibrose, Knochenmarkkarzinose.

Tabelle **4** Normalwerte der Zellzusammensetzung im Knochenmark (%)

	Mittelwerte (nach J. Boll)	Mittelwerte und Streuung (nach K. Rohr)	
Rote Reihe			
– Proerythrozyten	1		
– Makroblasten (basophile Erythroblasten)	3	3,5	0,5 – 7,5
– Normoblasten	16	19	(7 – 40)
Neutrophile Reihe			
– Myeloblasten	2,7	1	(0,5 – 5)
– Promyeloblasten	9,5	3	(0 – 7,5)
– Myelozyten	14	15	(5 – 25)
– Metamyelozyten	10,5	15	(5 – 20)
– Stabkernige	9,8	15	(5 – 25)
– Segmentkernige	17,5	7	(0,5 – 15)
Kleine Zellreihen			
– eosinophile Granulozyten	5	3	(1 – 7)
– basophile Granulozyten	1	0,5	(0 – 1)
– Monozyten	2	2	(0,5 – 3)
– Lymphozyten	6	7,5	(2,5 – 15)
– Plasmazellen	1,5	1	(0,5 – 3)
Megakaryozyten			
starke Variabilität nach Zelldichte; 0,5 – 2/Blickfeld in Übersichtsvergrößerung			

Verhältnis roter zu weißer Zellreihe. Die Knochenmarkzytologie erlaubt letztlich eine quantitative Beurteilung nur in relativer Form.

Das wichtige Verhältnis der roten Vorstufen zu den weißen Zellelementen insgesamt liegt bei 1 : 4, zur myeloischen Reihe allein bei 1 : 3 (Tab. **4**).

Verschiebungen zugunsten der Erythropoese finden sich bei allen regeneratorischen Anämien (Blutungsanämie, Eisenmangelanämie, Vitaminmangel, Hämolysen), Polyglobulien, Polyzythämie, auch bei seltenen pseudoregeneratorischen Störungen wie sideroachrestischen Anämien und Myelodysplasien. *Verschiebungen zugunsten der Granulopoese* findet man bei allen reaktiven Prozessen (Infekt, Tumorabwehr) bzw. allen malignen Prozessen der weißen Zellreihen (chronische myeloische Leukämie, akute Leukosen).

Verteilung und Zellqualität innerhalb der Erythropoese. In der Erythropoese überwiegen Normoblasten normalerweise, und Proerythroblasten sowie Makroblasten stellen nur einen quantitativ geringen Anteil (Tab. **4**). Linksverschiebung bedeutet auch hier eine Zunahme der unreifen Formen. Rechtsverschiebung Zunahme der Normoblastenfraktion. In der Erythropoese kommt es qualitativ bei B_{12}- und Folsäuremangel zu typischen Kernauflockerungen der Proerythroblasten und Kernabsprengungen mit Segmentierung der Normoblasten (megaloblastische Erythropoese).

Linksverschiebung bei regeneratorischen Anämien außer Hämolyse. Überwiegen atypischer Proerythroblasten bei megaloblastischer Anämie und Erythrämie.

Rechtsverschiebung bei Hämolysen (Normoblastennester).

Verteilung und Zellqualität innerhalb der Granulopoese. Auch für die Granulopoese gilt das Prinzip, daß die Zellen einen um so größeren Anteil stellen, je reifer sie sind. „Linksverschiebung" meint auch hier eine relative Vermehrung unreifer, Rechtsverschiebung eine Vermehrung reifer Zellen gegenüber der Norm (Tab. **4**). Bei starken reaktiven Prozessen treten Reifungsdissoziationen auf, z. B.: Der Kern weist die Struktur eines Myelozyten, das Plasma aber noch starke Basophilie auf. Bei malignen Prozessen wird das Bild von Blasten beherrscht, die oft nicht eindeutig zugeordnet werden können.

Linksverschiebung bei allen reaktiven Prozessen und bei beginnenden neoplastischen Entartungen (schwelende Leukämien). Überwiegen von u. U. undifferenzierten Blasten und mittelreifen Formen bei den akuten Leukosen. Überwiegen von Promyelozyten bei Agranulozytose.

Rechtsverschiebung diagnostisch nicht relevant.

Zytochemie. Zur Unterscheidung reaktiver Prozesse gegenüber der chronischen myeloischen Leukämie wird die alkalische Leukozytenphosphatase an frischen Ausstrichen des Blutes (!) herangezogen. Zur Differenzierung von akuten Leukosen wird die PAS-, Peroxidase-, Esterase-, Saure-Phosphatase-Reaktion an ungefärbten Knochenmarkausstrichen durchgeführt (S. 102).

Im Knochenmark sind alle hämatopoetischen Zellen „bunt“ gemischt

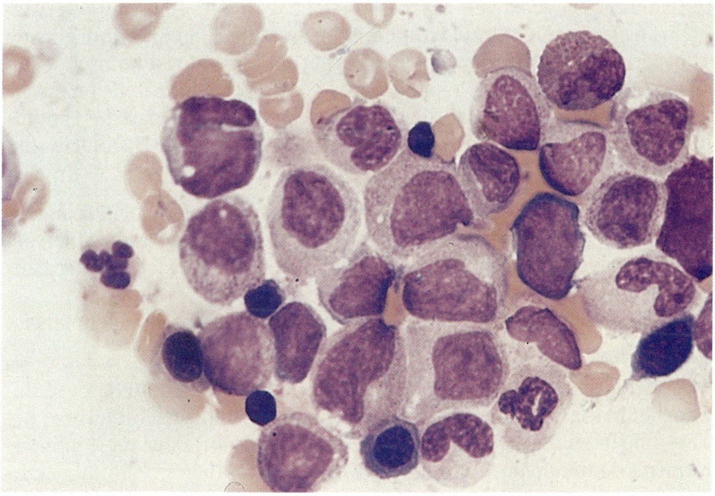

Abb. **27** Beispiel für unspezifische Knochenmarkzytologie ohne Blutbeimengung, von normaler Zelldichte. Die dichtkernigen Elemente stellen rote Vorstufen dar. Es fällt ein reaktives Überwiegen der weißen Reihe mit Häufung mittelreifer Formen auf.

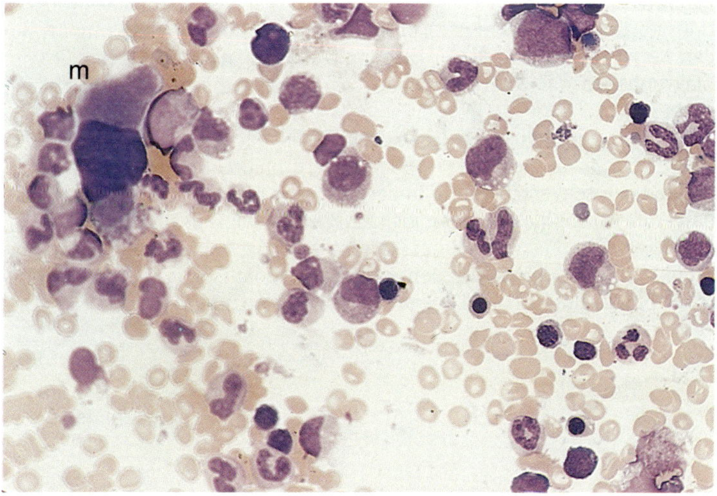

Abb. **28** Beispiel für unspezifische Knochenmarkzytologie mit starker Blutbeimengung (Übersichtsvergr. 400fach), normale Zelldichte. Man sieht die „bunte“ Mischung und Polymorphie der Zellelemente verschiedener Reihen, wie es für normales oder reaktives Mark typisch ist. Links oben ein Megakaryozyt (m).

Qualitative und quantitative Beurteilung der übrigen Zellen. Lymphozyten können bei reaktiven Prozessen leicht vermehrt sein, stärkere Vermehrung ist verdächtig auf lymphatische Systemerkrankung. Ihre genaue Typisierung richtet sich nach den Kriterien der Lymphozytenmorphologie (S. 48, 72). Nur in einem Präparat oder an umschriebener Stelle anzutreffende Lymphozytenvermehrungen lassen an die physiologische Lymphfollikel im Mark denken. In Grenzfragen ist hier sicher die Histologie aussagekräftiger.

Plasmazellen sind ebenfalls bei reaktiven Prozessen leicht, bei Plasmozytom stark vermehrt. Vermehrung von Lymphozyten und Plasmazellen bei gleichzeitiger Zellarmut in den übrigen Reihen ist oft Zeichen einer Panmyelopathie (aplastische Anämie).

Eine Vermehrung von *Eosinophilen* und *Monozyten* im Knochenmark ist ebenso zu bewerten wie im Blut (S. 44, 46).

Megakaryozyten sind vermindert bei allen toxischen Einflüssen auf das Knochenmark; vermehrt finden sie sich bei Zustand nach Blutung, bei Thrombozytenumsatzsteigerung (Werlhof-Syndrom) oder myeloproliferativen Erkrankungen (chronische Myelose, Polyzythämie, Thrombozythämie).

Eisenfärbung der Erythropoese. Über die Berliner-Blau-Reaktion läßt sich bei 20 – 40% der Normoblasten ihr Ferritingehalt in Form von 1 – 4 kleinen Granula darstellen. Diese Zellen werden *Sideroblasten* genannt. Größere Zahlen von Granula in einem Normoblasten sprechen für Eisenutilisationsstörung (Sideroachresie), besonders wenn diese Granula ringförmig den Kern umgeben. In dieser Färbung stellt sich auch der Fe-Gehalt von Makrophagen dar; diese speichern es in Form diffuser Niederschläge (Abb. **30**).

Bei allen äußeren Fe-Mangel-Zuständen ist der Anteil an Sideroblasten und eisenspeichernden Makrophagen vermindert; bei infektiös-toxisch bedingter Eisenverschiebung findet sich eine Erniedrigung des Eisengehalts der Normoblasten bei gleichzeitig starker Eisensättigung von Makrophagen. Der Eisengehalt der Normoblasten ist bei Hämolysen normal, erhöht nur bei idiopathischen oder symptomatischen sideroachrestischen Störungen (d. h. inkl. megaloblastischer Anämien).

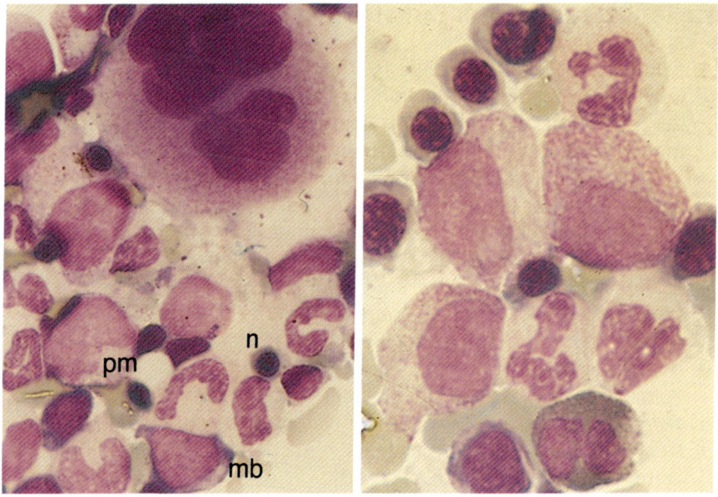

a b

Abb. **29** **a** Bunte Zellzusammensetzung des normalen Knochenmarkes. Megakaryozyt am oberen Bildrand, Elemente der Granulozytopoese. mb = Myeloblast, pm = Promyelozyt, n = Neutrophieler. **b** Morphologische Variationsbreite der einzelnen Zellformen (z. B. drei Promyelozyten).

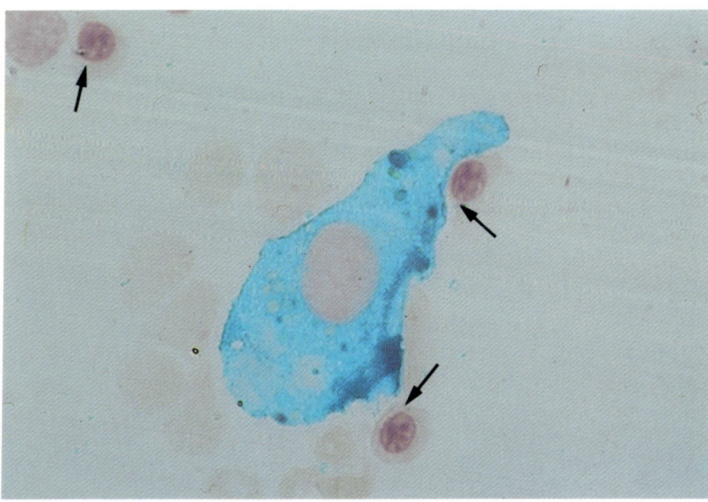

Abb. **30** Eisenfärbung des Knochenmarks. Starke Eisenbeladung eines Makrophagen und diskrete Eisenspeicherung (Pfeile) in Normoblasten.

Zellen des Knochenmarkstromas

- *Fibroblastische Retikulumzellen* bilden gleichsam ein fest-elastisches Gerüst, in dem die blutbildenden Zellen lagern. Sie gelangen daher bei der Aspiration selten in den zytologischen Ausstrich; am ehesten trifft man sie in dichten Zellinseln als Elemente mit faserartig ausgezogenem Zytoplasma und kleinem Kern. In der Eisenfärbung stellen sie sich als eine Gruppe der potentiell eisenspeichernden „Retikulumzellen“ (neben den Makrophagen) dar. Fallen sie quantitativ im Mark auf, ist an eine aplastische oder toxische Markstörung zu denken.
- *Histiozytäre Retikulumzellen* sind identisch mit phagozytierenden *Makrophagen.* Sie stellen die hauptsächlichen Speicherzellen des „Gewebseisens“ dar; da sie kleine Kerne und ein leicht zerfließliches Plasma haben, fallen sie in der panoptischen Färbung nur bei auffälligen Speicherungen, z. B. von Lipiden oder Pigment, auf.
- *Osteoblasten* sind große Zellen mit weitem exzentrischem Plasma, das sich im Gegensatz zu Plasmazellen ohne perinukleäre Aufhellung unruhig-„wolkig“ und graublau anfärbt.
  Osteoblasten sieht man normalerweise kaum im Mark; größere Häufigkeit kann u. U. auf Befall des Markes durch Tumorzellen (andernorts) hinweisen.
- *Osteoklasten* sind vielkernige Synzytien mit weitem graublauem Zytoplasma, das oft deutlich feine Azurgranulation aufweist. Sie sind normalerweise im Aspirat extrem selten und finden sich meist unter gleichen Bedingungen wie die Osteoblasten.

Obiger Zusammenstellung ist zu entnehmen, daß die Kenntnis der einzelnen Zellelemente, wie sie S. 32 – 51 vermitteln, unter Berücksichtigung der fünf angeführten Kategorien eine Bewertung von Knochenmarkbefunden ermöglicht; zum anderen zeigt sich, daß eine sichere Diagnose aus dem Knochenmark in der Regel nur in Synopse mit den Daten des klinischen Bildes, der Blutchemie, der quantitativen und qualitativen Blutbildwerte erfolgen kann. Daher wird im folgenden den einzelnen Kapiteln ein Schema zum Diagnosegang unter Einschluß dieser Kategorien vorangestellt.

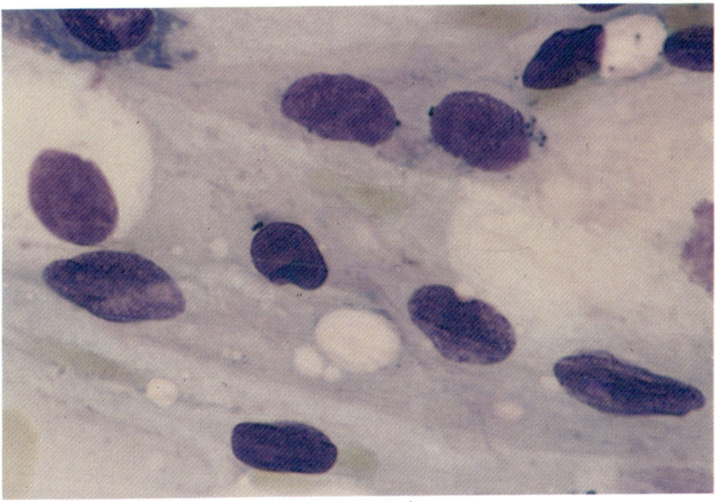

Abb. **31** Die zelluläre Matrix des Marks stellen spindelförmige Fibroblasten. Sie werden in dieser Form allerdings normalerweise durch die dichte Einlagerung blutbildender Zellen nicht sichtbar und fallen erst bei aplastischen Prozessen in dargestellter Form auf.

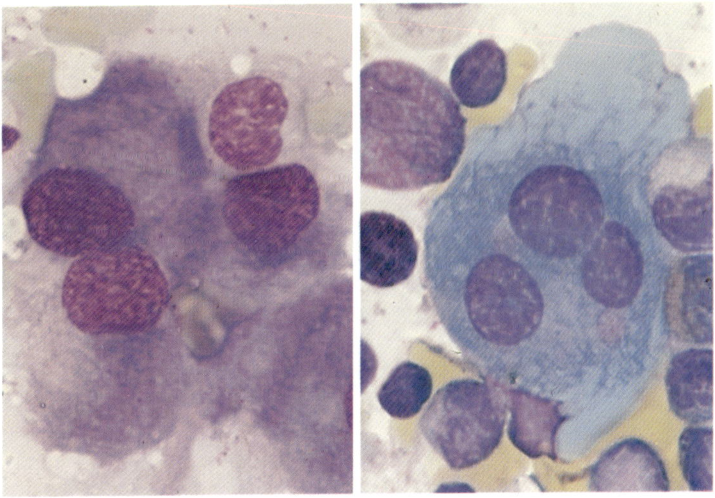

a b

Abb. **32** **a** Osteoblasten des Knochenmarks, die mit Plasmazellen verwechselt werden können. **b** Osteoklast des Knochenmarks (sehr selten anzutreffen).

Störungen der weißen Zellreihen

Es ist eine sehr altmodische, sinnenhafte Zugangsweise, Blutbilder danach zu ordnen, ob rund-ovale („einkernige“ = „mononukleäre“) Zellen überwiegen oder segmentierte („polynukleäre“) Zellen das Blutbild bestimmen. Aber hieraus läßt sich mit dem ersten Blick die relevante Differentialdiagnose ableiten.

Differentialdiagnostische Hinweise

Differentialdiagnose bei Überwiegen rund-ovaler Zellen

- reaktive Lymphozytosen und Monozytosen S. 66,
- lymphatische Systemerkrankungen (Lymphome, lymphatische Leukämien) S. 70,
- akute Leukämien inkl. Schub der chronischen myeloischen Leukämie S. 88 ff,
- Defizienzen der Segmentkernigen (Agranulozytose – aplastische Anämie – Myelodysplasie) S. 40.

Differentialdiagnose bei Überwiegen segmentierter Zellen (Abb. **71**)

- reaktive Prozesse S. 66,
- chronische myeloische Leukämie S. 112 ff,
- Osteomyelosklerose S. 120.

Überwiegen mononukleärer Zellen (Tab. 5)

Die quantitativen Zellwerte pro μl unterliegen schon im normalen Blut vielen Zufälligkeiten und großen Streubreiten. Fast alle Erkrankungen können dementsprechend mit erhöhten (Leukozytose) oder erniedrigten (Leukozytopenie) Zellzahlen einhergehen. Zur Bewertung ist die Kenntnis der *Normwerte* und *Streubreiten* wichtig (Tab. **2**, S. 12). Daher wird als diagnostische Leitkategorie nicht in erster Linie die Anzahl der Zellen, sondern der Zelltyp herangezogen, und hierbei werden zunächst „mononukleäre" (rundovale) Zellen den „polynukleären" (segmentierten) Zellen gegenübergestellt, was die Differentialdiagnose zwischen monotonem und buntem Blutbild eröffnet.

Absolutes oder relatives Überwiegen mononukleärer Zellen eröffnet orientierend prinzipiell die oben gezeigten differentialdiagnostischen Möglichkeiten.

Die wichtigste Differentialdiagnose hat dementsprechend zwischen lymphatischen Elementen und myeloischen Blasten zu erfolgen. Hierzu dient vor allem die Kernstruktur, die sich bei lymphatischen Zellen fast immer aus dichten Chromatinschollen oder -wülsten im Wechsel mit Aufhellungszonen aufbaut, während sie bei den unreifen Elementen myeloischer Leukosen feinstrukturiert (samtig, grießig, feinretikulär) und unruhig wirkt.

Tabelle **5** Diagnosegang bei Störungen der weißen Zellreihen mit Überwiegen mononukleärer Zellen

Klinik	Hb	Hb_E	Leukozyten	Segmentkernige (%)	Lymphozyten (%)	Andere Zellen
Fieber Lymphknoten u. U. Exanthem	n	n	↓/n	↓	↑ Reizformen	–
Fieber Starke Lymphome u. U. Milz ↑	n	n	↑	↓	↑	große blastische Reizformen (DD „Lymphoblasten")
Langsam progrediente Lymphome (± Milz)	↓	↓	↑	↓	↑↑	–
Nachtschweiß Langsam progrediente Lymphome (± Milz) u. U. Fieber	↓	↓	n/↑	↓	↑	plasmozytoide Zellen
Einzelne Lymphome	↓	↓	n/↑/↓	n/↓	u. U. ↑	u. U. gekerbte Zellen (bei Zentrozytom)
Isolierte starke Milzvergrößerung	↓	↓	↓/↑	↓	Überwiegen „haariger" Lymphozyten	
Fieber Angina	n	n	↓	↓	↑	Monozyten ↑
Unklare Allgemeinsymptome	↓	↓	↑	↓	n	Monozyten ↑
Blässe Fieber (Blutungszeichen)	↓	↓	↑/n/↓	↓	↓	atypische Rundzellen überwiegen
Abgeschlagenheit Nachtschweiß u. U. Knochenschmerzen	↓	↓	n/↓	n	n	–

Diagnostische Schritte in der Reihenfolge von links nach rechts. Bei | ist der nächste Schritt in der Regel überflüssig; bei : fakultativ ohne weiterführende Information, bei ⟶ obligatorisch, n = Normalwert, ↓ = vermindert, ↑ = vermehrt.

Thrombozyten	Elektrophorese	Verdachtsdiagnose	Belege/weiterführende Diagnostik	Knochenmark	Ausführlicher Text
n	n/γ↑	**Virusinfekt, z. B. Rubeolen**	Klinischer Verlauf u. U. spezielle serologische Befunde		S. 66
n	γ↑	**Mononukleose**	Mononukleose-Schnelltest EBV-Serologie (Zytomegalietiter?)		S. 68
↓	n/γ↓	**leukämisches Non-Hodgkin-Lymphom, speziell CLL**	bei typischer Konstellation genügt oft Markeranalyse an Blutlymphozyten; in Zweifelsfällen bei ther. Konsequenz Lymphknotenhistologie	immer befallen bei CLL, bei anderen Lymphomen nicht immer	S. 74
n/↓	u. U. γ↑	**Immunozytom (inkl. Morbus Waldenström)**	Immunelektrophorese; Markeranalyse der Blutlymphozyten; in Zweifelsfällen Lymphknotenhistologie	meist befallen	S. 80
n/↓	n	**Non-Hodgkin-Lymphom z. B. zentroblastisch-zentrozytisches Lymphom**	Lymphknotenhistologie bei ther. Konsequenzen	im Rahmen der Ausdehnungsdefinition (Stadium) u. U. postiiv	S. 78
↓	n	**Haarzellenleukose**	saure Phosphatasereaktion der Blutzellen	immer befallen, anfangs aber diskret	S. 78
n	n	**Agranulozytose**	→	Reifungsstopp	S. 84
n	u. U. a_2↑	**reaktive Monozytose bei chronischem Infekt oder Tumor**	Fokussuche		S. 86
↓	n	**akute Leukämie**	Zytochemie der Blutzellen, u. U. Immunmarker →	Blastenmark	S. 88
n/↓	schmalbasig	**Plasmozytom**	Immunelektrophorese und Skelettröntgen →	Knochenbefall mit Plasmazellen	S. 80

Reaktive Lymphozytosen

Die *große Variabilität* und *Transformationsfähigkeit* lymphatischer Zellen wirkt sich meist in Form von Vergrößerungen des Kerns, mäßiger Auflokkerung der Chromatinschollen und vor allem Ausweitung des basophilen Zytoplasmasaums aus.

Die Klinik mit akuten fieberhaften Symptomen, Lymphknotenschwellungen und u.U. Exanthemen hilft einerseits bei der Erkennung eines lymphatischen Reizzustandes, andererseits ist hier im Gegensatz zu akuten Leukosen die Erythrozyten- und Thrombozytenzahl so gut wie nicht reduziert, die Granulozyten sind zwar relativ reduziert, liegen in absoluten Werten (pro µl) aber kaum je unter der Normgrenze.

Morphologisch unauffällige Lymphozyten bestimmen bei folgenden Erkrankungen das Blutbild:

- *bei Keuchhusten* mit deutlicher Leukozytose und Gesamtlymphozytenzahlen bis zu 20000 und sogar 50000/µl, gelegentlich leichte plasmozytoide Differenzierungstenden;
- bei *infektiöser Lymphozytose* als flüchtige fieberhafte und harmlose Infektionserkrankung der Kinder mit Zellzahlen bis über 50000/µl.
- *Windpocken, Masern* und *Brucellose* bieten geringer ausgeprägte relative Lymphozytosen bei meist noch normalen absoluten Werten.
- Hyperthyreose und Morbus Addison indizieren relative Lymphozytosen.
- Konstitutionell (meist asthenische Jugendliche) treten relative Lymphozytosen bis ca. 60% ohne erfindliche Gründe auf.
- Absolute Granulozytopenien mit relativen Lymphozytosen (S. 84).
- Chronische lymphatische Leukämie immer mit absoluter und relativer Lymphozytose, meist hohe Zellzahlen.

Transformierte, „gereizte“ Lymphozyten („Virozyten“) bestimmen bei reaktiven Krankheitszeichen das Blutbild bei:

- *Toxoplasmose* in ihrer lymphonodösen Verlaufsform; meist ohne stärkere Gesamtleukozytose, morphologische Ausprägung angedeutet plasmozytoid;
- *Rubeolen*, bei denen die Gesamtleukozytenzahl normal oder erniedrigt und so die Lymphozytose meist nur relativ ausgeprägt ist; morphologische Ausprägung als basophile plasmozytoide Zellen bis zu typischen Plasmazellen;
- *Hepatitis* mit normalen Gesamtleukozyten und Lymphozytenzahlen, jedoch oft deutlich plasmozytoider Transformation der Lymphozyten.
- Die *Mononukleose* nach Epstein-Barr oder Zytomegalievirusinfektion zeigt die extremste Transformation von Lymphozyten (S. 68).

Variable rundovale Zellen mit dichtem Kern bestimmen das Blutbild: „Virozyten“ als lymphatische Reaktionsformen

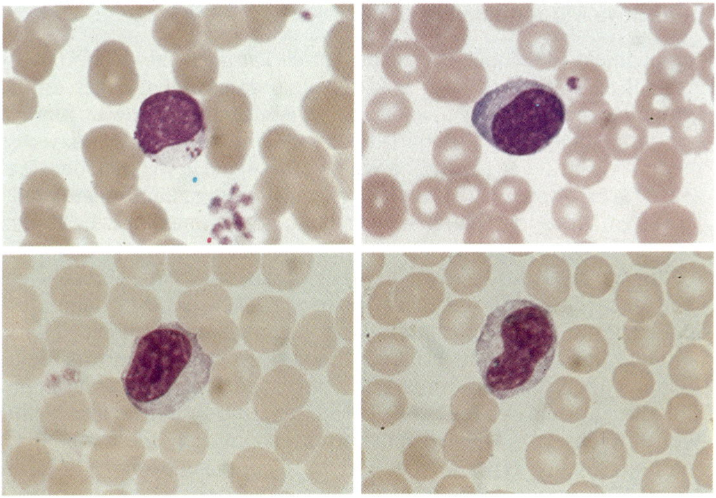

a c b d

Abb. **33** Lymphatische Reaktionsformen. **a** Nur leichter Reizzustand; Azurgranulation auch bei Ruhezellen möglich. **b – d** Mittelgradiger Reizzustand, wobei derartige plasmozytoide Formen häufig bei Rubeolen vorkommen.

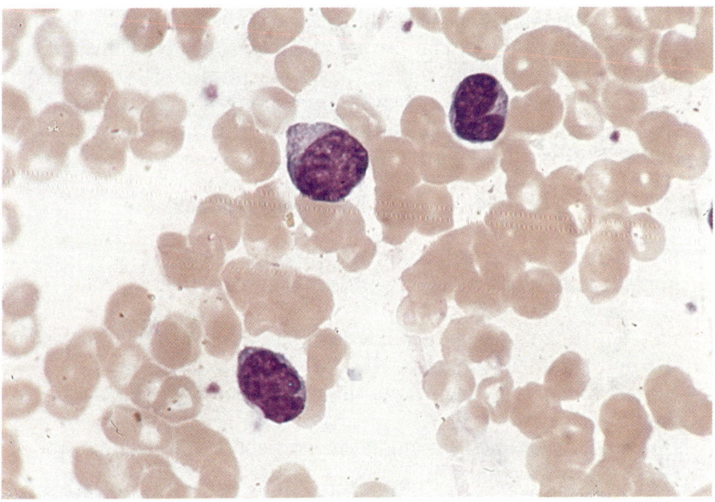

Abb. **34** Lymphatische Reaktionsformen verschiedener Morphologie bestimmen das Blutbild (hier z. B. bei akuter Hepatitis). Die Kerndichte der beiden kleineren Zellen unterscheidet sie von Monozyten.

Beispiel für extremen lymphatischen Reizzustand: infektiöse Mononukleose

An die infektiöse Mononukleose bei *Epstein-Barr-(EB-)Virus-Infektion* ist zu denken, wenn sich nach unklaren Prodromen unter Fieber diffuse Lymphknotenschwellungen und eine Angina ausbilden, wobei im Blutbild bei mittelgradig (um 20000/μl) bis leicht erhöhten Leukozytenwerten mononukleäre Zellen relativ überwiegen. Diese sind in wechselndem Prozentsatz (mindestens 20%) relativ stark transformierte Rundzellen („Pfeiffer-Zellen, Virozyten, Lymphomonozyten"). Erst immunologische Marker konnten sichern, daß es sich um gereizte (meist T-)Lymphozyten handelt, die auf den Befall des (B-)Lymphozyten-Stammes durch das Virus abwehrend reagieren. Das Chromatin der Kerne von 2- bis 3facher Lymphozytengröße hat meist seinen dicht-scholligen Charakter aufgegeben und wirkt unruhig. Das Zytoplasma erscheint immer relativ weit und wechselnd basophil mit Aufhellungszonen und auch kleinen Vakuolen, jedoch ohne Granula. Ein kleinerer Teil der Zellen wirkt plasmozytoid. Im Krankheitsverlauf wechseln fast täglich der Transformationsgrad und der Anteil der morphologischen Typen am Gesamtbild. In der granulozytären Reihe oft leichte Linksverschiebung, typische Monozyten meist vermehrt.

Differentialdiagnostisch wird neben anderen viralen Reizzuständen auch an akute Leukosen gedacht, da die transformierten Lymphozyten leukämischen Blasten ähneln können. Die fehlende quantitative Einschränkung der Hämatopoese in allen Reihen kann hier als Zeichen gewertet werden, das gegen eine Leukose spricht, ebenso wie die morphologische Vielfalt und der rasche Wechsel des Bildes. Schließlich wird die Serologie (EB-Virus-Antigen- und Antikörpernachweis, u.U. vorab Schnelltests) in den meisten Fällen rasche Klärung bringen.

In seronegativen Fällen ist meist nicht das EB-Virus, sondern das *Zytomegalie*virus der Auslöser des Krankheitsbildes.

Charakteristika der infektiösen Mononukleose

Erkrankungsalter: ab Schulalter, maximal 15–25 kg.
Klinik: rasches Anschwellen von Lymphknoten, überwiegend Hals, auch Milz ↑.
Blutbild: Leukozyten ↑, gereizte Lymphozyten, z.T. Lymphoblasten (Hb und Thrombozyten normal).
Weitere Diagnostik: Heteroagglutinine, EBV-Serologie (IgM+), Transaminasen meist ↑.
Differentialdiagnose: Lymphome (meist fieberlos), Leukämie (meist Hb ↓, Thrombozyten ↓).
Bei Persistenz über 3 Wochen: u.U. Markeranalyse der Blutzellen, Zytologie (→ Histologie) Lymphknoten.
Verlauf, Therapie: spontane Rückläufigkeit über 2–4 Wochen allgemeine Palliation.

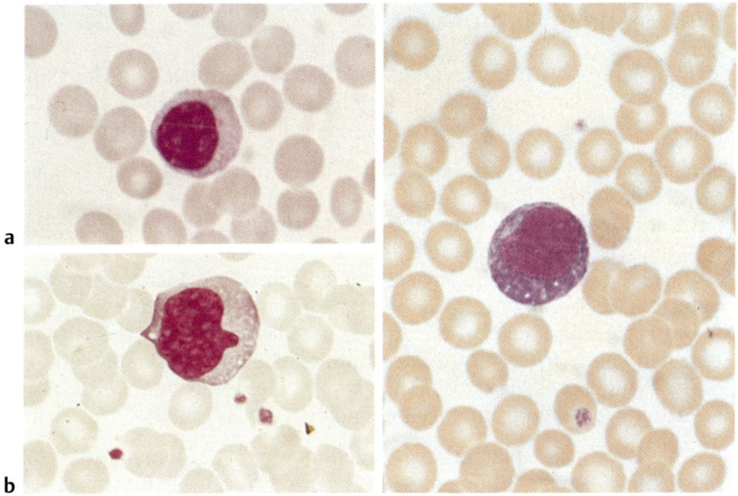

Abb. **35** Transformierte Lymphozyten bei Mononukleose. In rascher Abfolge zunehmende Transformation von **a** nach **c** zu blastischen Zellen mit dichter Kernstruktur. Die großen Formen in **b** u. **c** werden auch „Pfeiffer-Zellen" genannt.

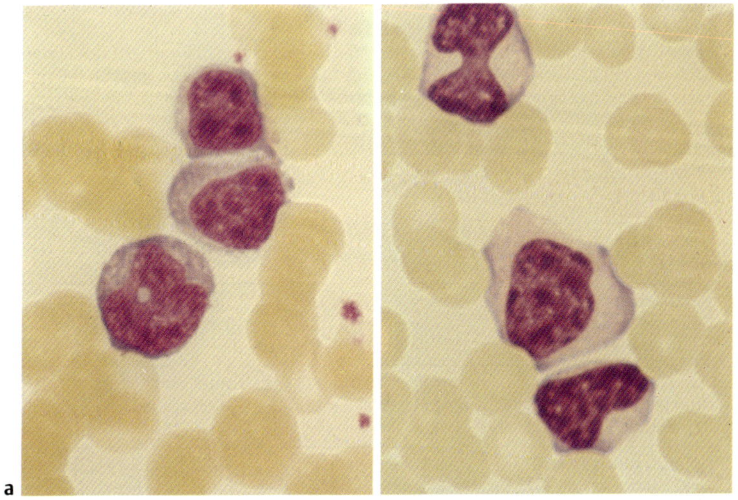

Abb. **36** Das variable Bild der transformierten Lymphozyten bei schweren viralen Infekten (speziell Mononukleose).

Lymphatische Systemerkrankungen (Non-Hodgkin-Lymphome).

Maligne lymphatische Systemerkrankungen werden (noch) in Hodgkin- und Non-Hodgkin-Lymphome (NHL) eingeteilt. Von den NHL ist ein Großteil aus dem Blut diagnostizierbar (daher erfolgt ihre Besprechung hier).

- Die Non-Hodgkin-Lymphome leiten sich überwiegend von kleinen oder blastischen B-Zellen ab.
  Die kleinzelligen NHL sind meist leukämisch und relativ indolent, Typ chronische lymphatische Leukämie und Varianten.
- Die blastischen NHL sind meist nicht leukämisch; Ausnahme: lymphoblastisches Lymphom, das als akute lymphatische Leukämie verläuft.
- Das Plasmozytom ist ein osteotropes B-Zell-Lymphom, das nicht seine Zellen, sondern deren Produkte (Immunglobuline) ins Blut entläßt.
- Die Lymphogranulomatose (Hodgkin) ist nie im Blut direkt erfaßbar (daher Besprechung unter Lymphknotenzytologie S. 176).

Die moderne pathoanatomische Einteilung der Lymphome basiert auf Morphologie und Zellimmunologie. Im deutschsprachigen Raum hat sich das System nach K. Lennert (Kiel) in jeweils aktualisierten Fassungen durchgesetzt, zuletzt modifiziert als „Revidierte europäisch-amerikanische Lymphomklassifikation“ (REAL). In der amerikanischen Literatur findet sich oft Bezug auf die „Working Formulation“ von 1982 (Tab. **6**). Die Definition der Ausdehnungsstadien (I – IV) richtet sich auch für NHL nach der Ann-Arbor-Einteilung für Morbus Hodgkin.

Tabelle **6** Pathoanatomische Einteilung der Non-Hodgkin Lymphome nach der Kiel-Klassifikation (von 1995) (in eckigen Klammern: wichtige Varianten der REAL-Klassifikation 1994)

	Klinischer Charakter	**Working formulation**
B-lymphozytische Lymphome Chronische lymphatische Leukämie (B-CLL)	S. 74	Small lymphocytic lymphoma consistent with CLL
Lymphoplasmozytoides Immunozytom (z. T. wie CLL)	S. 76	Small lymphocytic plasmacytoid
Lymphoplasmozytisches Immunozytom (Marginalzonenlymphom)	oft IgM-monoklonal („Morbus Waldenström“)	Small lymphocytic plasmacytoid
Zentrozytisches Lymphom inkl. zentrozytoider Subtyp des zentroblastischen Lymphoms [Mantelzellenlymphom]	meist generalisiert, z. T. aggressiver	Small, lymphocytic Diffuse, small cleaved cell large cleaved cell, et al.

Tabelle **6** (Fortsetzung)

	Klinischer Charakter	**Working formulation**
Zentroblastisch-zentrozytisches Lymphom [Follikelzentrumslymphom, Grade I – III]	z. T. nicht generalisiert fließende Übergänge in höhere Malignität (früher großfollikuläres Lymphom Brill-Symmers)	Follicular, predominantly small cleaved, et al.
Monozytoides Lymphom inkl. Marginalzonenlymphom [nodales und extranodales Marginalzonenlymphom in allen Epithelien als mukosa-assoziiertes Lymphom (MALT)]	rasch generalisierend, z. T. leukämisch; oder aggressiv in Schleimhäuten, vor allem Magen/Darm	Small, lymphocytic Diffuse, small cleaved, et al.
Haarzellenleukämie	Splenomegalie, Trizytopenie, aber Haarzellen im Blut	
Plasmozytom	osteolytisch, monoklonale Gammopathie (extrem selten Lymphome)	Plasmocytoma
Zentroblastisches Lymphom, immunoblastisches Lymphom, B-anaplastisches (Ki1+) Lymphom } [diffuses großzelliges B-Lymphom]	aggressive, hochmaligne Lymphome, gelegentlich in niederem Ausbreitungsstadium	Diffuse, large cell
B-lymphoblastisches Lymphom	überwiegend als lymphoblastische Leukämie	Lymphoblastic
Burkitt Lymphom	endemische Form (Afrika) EBV in Lymphomzellen europäisch ohne EBV (selten)	Burkitt's lymphoma
T-lymphozytische Lymphome chronische lymphatische Leukämie (T-CLL) T-Prolymphozytenleukämie [inkl. großzellige azurgranulierte Leukozytenleukämie und NK-Typ]	T-CLL aggressiver als B-CLL azurgranulierte Lymphozytose meist indolent	Small lymphocytic diffuse, small cleaved

Tabelle **6** (Fortsetzung)

	Klinischer Charakter	Working formulation
Lymphome kleiner zerebriformer Lymphozyten – Mycosis fungoides – Sézary-Syndrom	aggressive Hautlymphome Sézary-leukämisch	Mycosis fungoides
T-Zonen-Lymphom Lympho-epitheloides Lymphom [periphere T-Zell-Lymphome]	aggressiv variabel, meist aggressiv	Diffuse, small cleaved Diffuse, large
Angioimmunoblastisches Lymphom (AILD, Lgr.X)	z. T. bunte Klinik mit Autoimmunphänomenen; oft Übergang in hochmalignen Verlauf	Diffuse, mixed small and large
Pleomorphes kleinzelliges T-Lymphom/HTLV 1+	endemisch (Japan, Karibik) z. T. Osteolysen z. T. leukämisch	Diffuse, small cleaved, et al.
T-Immunoblastisches Lymphom	hochmaligne	Large cell immunoblastic
T-analplastisches (Ki1+) Lymphom	hochmaligne	Large cell immunoblastic
T-lymphoblastisches Lymphom	oft als kindliche akute Leukämie, z. T. Mediastinaltumoren	Lymphoblastic lymphoma

Differenzierungsreihe lymphatischer Zellen und Abstammung der Non-Hodgkin-Lymphome

Die Non-Hodgkin-Lymphome leiten sich monoklonal von jeweils einer spezifischen Stufe der B- und T-Zell-Differenzierungsreihe ab, was sich vereinfacht wie in Abb. **37** darstellen läßt.

In der morphologischen Diagnostik aus dem Blutbild wird auf die blastischen Lymphome hier nicht näher eingegangen. Sofern sie leukämisch verlaufen, wie die lymphoblastischen Lymphome, handelt es sich um Bilder, die der ALL (S. 100) entsprechen; die übrigen blastischen Lymphome sind in der Regel nur aus dem Lymphknoten zu diagnostizieren (Abb. **123**). Bei der speziellen Differentialdiagnose der kleinzelligen Lymphome lassen sich ergänzend zu den entscheidenden morphologischen Hinweisen in entsprechenden Spezialinstituten eine Reihe von Oberflächenmarkern und zytochemischen Diagnostika einsetzen.

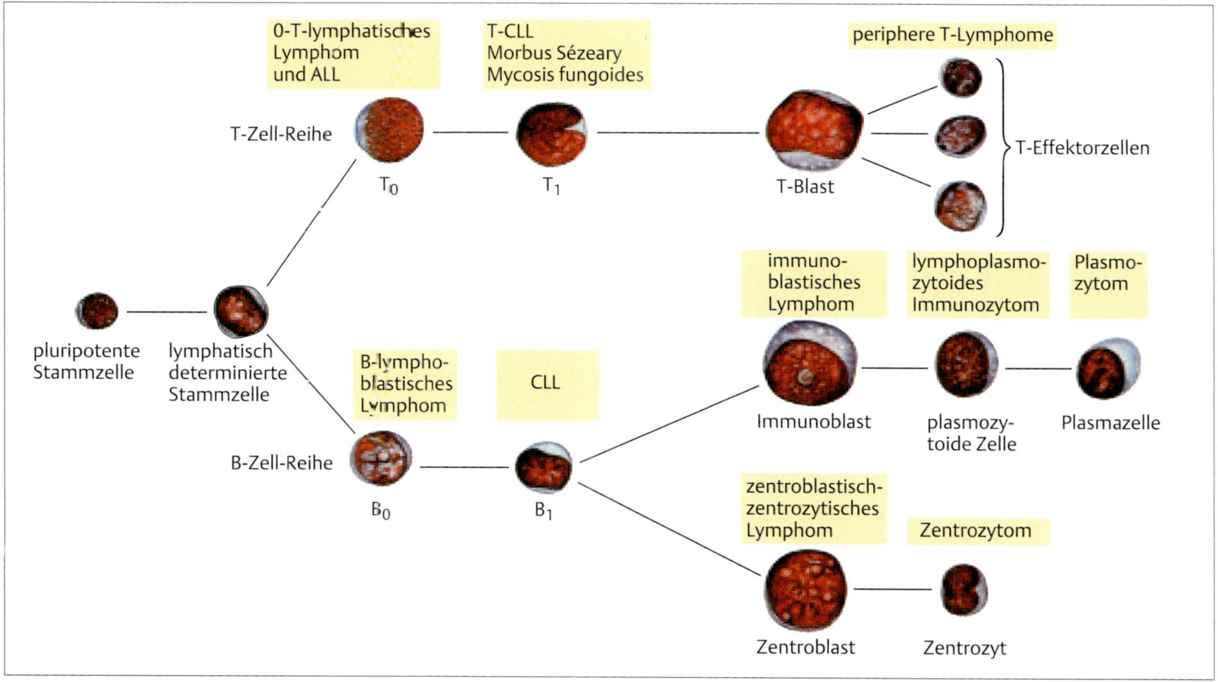

Abb. **37** Differenzierungsreihe lymphatischer Zellen und Zuordnung maligner Non-Hodgkin-Lymphome zu einzelnen Differenzierungsstufen (nach Lennert).

Chronische lymphatische Leukämie (CLL)

Eine chronische Lymphadenose = chronische lymphatische Leukämie ist mit einiger Sicherheit zu diagnostizieren, wenn ein meist älterer Patient mit wechselnd groß ausgeprägten Lymphknotenschwellungen ohne reaktive Krankheitszeichen eine deutliche Lymphozytose (in 60% der Fälle über 20 000/µl und in 20% über 100 000/µl) aufweist. Die das Blutbild bestimmenden B-Lymphozyten sind relativ klein und von dicht-scholliger Kernstruktur. Das Zytoplasma ist sehr eng und zart basophil ohne Granulationen. Chromatinfarbene „Kernschatten" (Gumprecht) sind Reste lysierter Zellkerne. Zur Bestätigung der Diagnosestellung kann die zellimmunologische Bestimmung der Monoklonalität der zirkulierenden Lymphozyten beitragen, die typische B-Marker tragen. Knochenmark und Lymphknoten sind mehr oder weniger stark von diesen Elementen monoton infiltriert. Ein weiteres wesentliches Korrelat der gestörten B-Zell-Ausreifung ist eine langsam progrediente Hypogammaglobulinämie.

Viel seltener als die typische B-CLL ist die chronische *T-Zell-Lymphadenose* mit geringerer Lymphknotenausprägung aber hochleukämischem Blutbild, das von unruhig konturierten, gefurchten und gewundenen (gyriformen) Lymphozyten bestimmt ist, die in Spezialuntersuchungen T-Marker zeigen. Mit im Vordergrund stehender Milzvergrößerung geht die seltene *Prolymphozytenleukämie* einher, deren B- oder T-Zellen im Gegensatz zur normalen B-CLL ausgeprägte Nukleolen tragen.

Charakteristika der CLL

Erkrankungsalter: reifes Erwachsenenalter.
Klinik: langsam wachsende Lymphknoten überall, meist mäßige Splenomegalie,
allmählich Zeichen von Anämie und Infektlabilität.
Blutbild: immer absolute Lymphozytose, im Verlauf Hb ↓, Thrombozyten ↓, Ig ↓.
Weitere Diagnostik: Lymphozyten-Oberflächenmarker,
Knochenmark (immer infiltriert),
in Zweifelsfällen Lymphknotenhistologie.
Differentialdiagnose: verwandte Lymphome: Markeranalyse, akute Leukämie: Oberflächenmarkeranalyse, Zytochemie (S. 89 ff).
Verlauf, Therapie: individueller, meist relativ indolenter Verlauf;
bei fortgeschrittenem Stadium (s. unten) oder rascher Progression: moderate Chemotherapie.

Pathoanatomisches Stadium bei CLL ist immer Ann Arbor IV wegen Knochenmarkbefalls. Die Aktivitätsstadieneinteilung nach Rai oder Binet für CLL (analog für leukämisches Immunozytom) markiert Phasen in einem fließenden Verlauf (Tab. **7**, **8**).

Monotone Vermehrung kleiner Lymphozyten: Verdacht auf chronische Lymphadenose

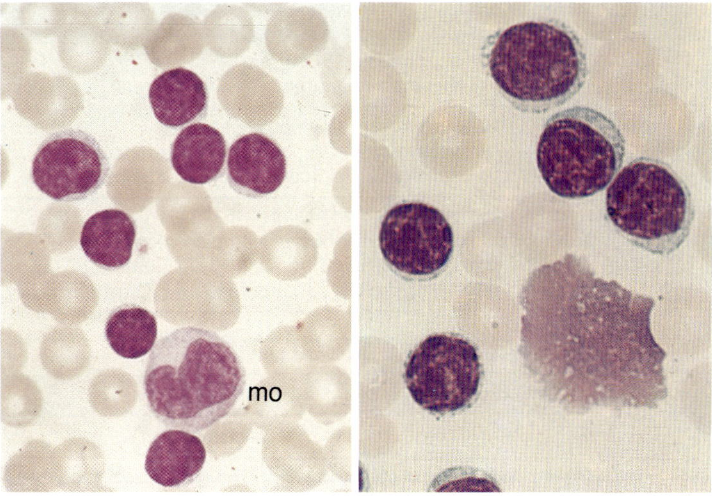

a b

Abb. **38** Blutbild bei chronischer lymphatischer Leukämie. Kleine und dichtkernige Lymphozyten von sehr geringer Variabilität bestimmen monoton das Bild. Sie sind relativ leicht lädierbar, was zu Kernschatten („Gumprecht-Scholle", rechts unten) führt. mo = Monozyt.

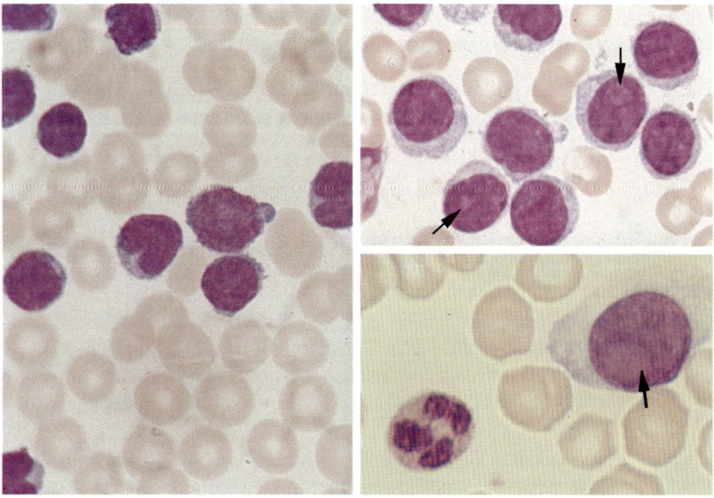

a b c

Abb. **39 a** Lymphozyten bei der seltenen T-Lymphadenose. Unregelmäßig konfigurierte Zellen mit z. T. gefurchtem und gebuchtetem Kern. **b**, **c** Lymphozyten bei der seltenen Prolymphozytenleukämie. Die Zellen tragen meist zarte Nukleolen (in Form runder Aufhellungen im Kern; Beispiel bei Pfeil).

Tabelle **7** Stadieneinteilung der CLL nach Rai (1975)

Stadium		Definition
(Niedriges Risiko)	**0**	Lymphozytose > 15 000/mm³ Knochenmarkinfiltration > 40 %
(Intermediäres Risiko)	**I** **II**	Lymphozytose und Lymphadenopathie Lymphozytose und Hepatomegalie und/oder Splenomegalie (mit oder ohne Lymphadenopathie)
(Hochrisiko)	**III** **IV**	Lymphozytose und Anämie (Hb < 11,0 g/dl) (mit oder ohne Lymphadenopathie und/oder Organomegalie) Lymphozytose und Thrombopenie (< 100 000/μl) (mit oder ohne Anämie, Lymphadenopathie, Organomegalie)

Tabelle **8** Stadieneinteilung der CLL nach Binet (1981)

Stadium	Definition
A	Hb > 10,0 g/dl, Thrombozytenzahl normal < 3 vergrößerte Lymphknotenregionen
B	Hb > 10,0 g/dl, Thrombozytenzahl normal > 3 vergrößerte Lymphknotenregionen
C	Hb < 10,0 g/dl und/oder Thrombozytenzahl > 100 000/μl unabhängig von der Zahl der befallenen Regionen

Immunozytom (inkl. Morbus Waldenström)

Das Immunozytom ist als Sonderform der CLL anzusehen oder stellt ein etwas aktiveres kleinzelliges B-Lymphom dar (wenn paraproteinämisch = Makroglobulinämie Waldenström).

Charakteristika der Immunozytomformen

- Lymphoplasmozytoides Immunozytom: Sonderform der B-CLL, meist geringere Zellausschwemmung, d. h. niedriger leukämisch, u. U. nur aus Knochenmark oder Lymphknoten sicher diagnostizierbar.
- Lymphoplasmozytisches Immunozytom: geringe Zellausschwemmung (daher z. T. Knochenmark- und Lymphknotenanalyse nötig). Oft (+ 5 %) IgM-Paraprotein, das zu Hyperviskosität führen kann.

Weitere Diagnostik bei Verdacht auf Immunozytom: Markeranalyse der zirkulierenden Zellen, Lymphknotenhistologie, Knochenmarkzytologie (und u. U. -histologie).

Das *Plasmozytom* dagegen schwemmt seine Zellen nur in 1 – 2 % aller Fälle merklich aus (Plasmazellenleukämie) und muß bei Paraproteinbefund aus dem Knochenmark diagnostiziert werden (S. 80).

Plasmozytoide Lymphozyten ohne Virusinfekt: Verdacht auf Immunozytom

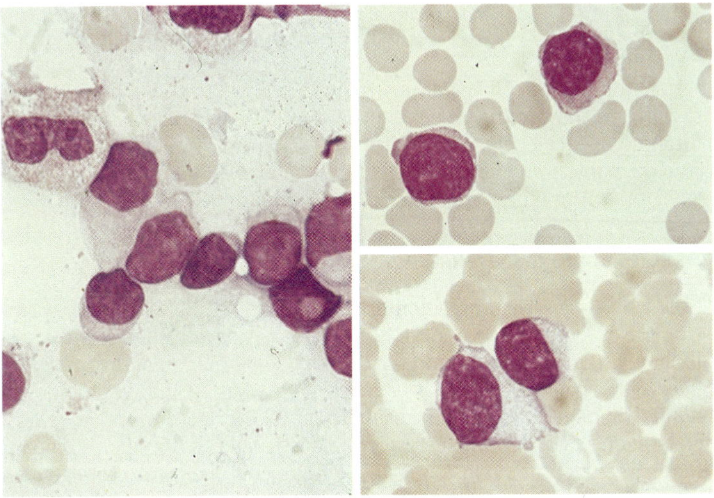

a b c

Abb. **40** Plasmozytoide Zellen bei Immunozytom. **a** Nebeneinander kleiner Lymphozyten und lymphatischer Zellen mit weiterem Zytoplasmasaum = plasmozytoide Lymphozyten (links oben ein Metamyelozyt). **b**, **c** Variable plasmozytoide Lymphozyten.

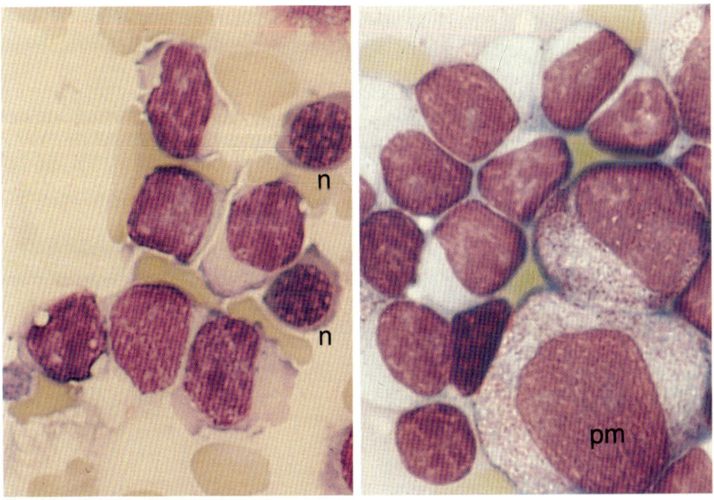

a b

Abb. **41** Knochenmark bei Immunozyten. Die plasmozytoiden Lymphozyten infiltrieren meist locker, häufig nestförmig. Die Hämatopoese ist z. T. erhalten. n = Normoblast, pm = Promyelozyt.

Fakultativ leukämische Lymphome

Prinzipiell können alle Non-Hodgkin-Lymphome ihre Zellelemente ins Blut entsenden.

Das follikuläre Follikelzentrumslymphom (Kiel: zentroblastisch, zentrozytisch) schwemmt im generalisierten Stadium regelmäßig seine gefurchten „cleaved cells“ aus. Morphologisch nicht immer gut abtrennbar sind die unreiferen Elemente des echten Mantelzelllymphoms (Kiel: Zentrozytoms), das einen aggressiveren Verlauf nimmt.

Haarzellenleukose (leukämische Retikuloendotheliose)

Fallen bei langsam progredienter allgemeiner Krankheitsneigung eine isolierte Splenomegalie und im Blutbild eine *Panzytopenie* auf (Leukozytopenie, Anämie und Thrombozytopenie), so verdienen die relativ *überwiegenden mononukleären Zellen* besondere Beachtung: ovaloider, oft bohnenförmiger Kern, etwas unruhige zarte Kernstruktur und feine Ausziehungen oder Schwänzungen des graustichigen basophilen Zytoplasmas sprechen für eine leukämische Retikuloendotheliose, die wegen der „haarigen“ Zytoplasmafortsätze als „Hairy-cell“-Leukose in die internationale Literatur einging. Sie geht mit Milz-, Leber- und Knochenmarkbefall und in der Regel ohne stärkere Lymphome einher. Diese Erkrankung konnte der B-Lymphozyten-Reihe zugeordnet werden, wie fast alle klassischen Retikulosen in die verschiedenen Non-Hodgkin-Lymphome eingeordnet werden konnten. Die Panzytopenie erklärt sich auch durch vermehrten Zellabbau in der krankheitsbeherrschenden Milz *(Hypersplenismus)*.

Weitere Diagnostik bei Verdacht auf Haarzellenleukose: Bestimmung der tartratresistenten sauren Phosphatase der Blutzellen, Analyse der Lymphozyten-Oberflächenmarker. Knochenmarkhistologie (da Zytologie meist sicca).

! Prinzipiell können alle malignen Lymphome Splenomegalien entwickeln. Konstant, primär und am ausgeprägtesten ist die Splenomegalie bei Haarzellenleukose und manchen Immunozytomen (die z. T. durch etwas gröbere Zellfortsätze als pseudovillöses B-Lymphom eingestuft werden).

Überwiegen atypischer lymphozytenartiger Zellen: Alle Non-Hodgkin-Lymphome können Zellen ausschwemmen

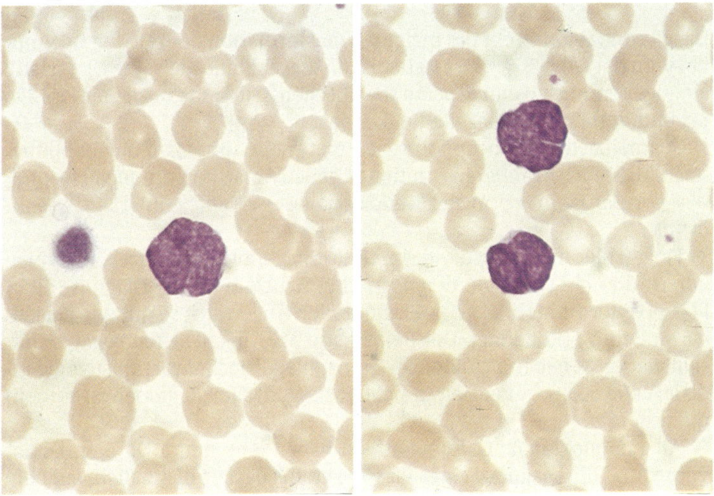

a b

Abb. **42** Blutbild bei leukämischem Zentrozytom. Vieleckige Zellen mit feiner unruhiger Chromatinstruktur und scharfen Kernfurchungen („cleaved cells"). In **a** links ein großer Thrombozyt.

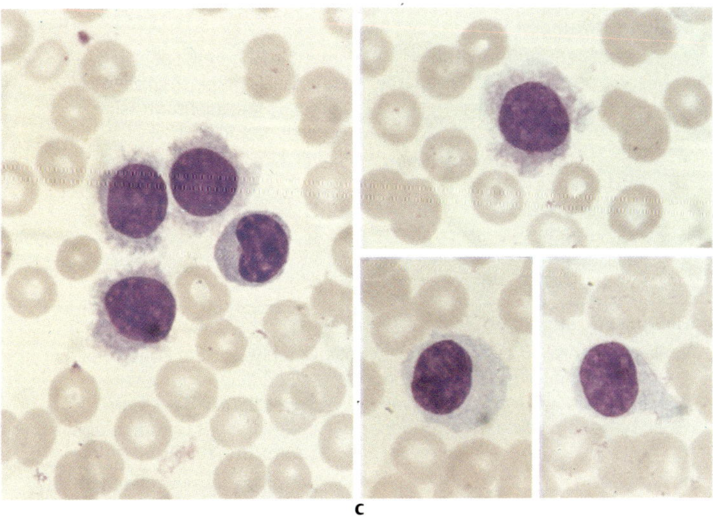

b a c d

Abb. **43** Blutbild bei Haarzellenleukose (Retikuloendotheliose). Meist ovale Kerne von unruhig-dichter Struktur mit zart ausfransendem oder aber weit zerfließendem (**c**, **d**) Zytoplasmasaum.

Monoklonale Gammopathien, Plasmozytom

Das Plasmozytom stellt die maligne Transformation der reifsten B-Lymphozyten dar (Abb. **37**, S. 73). Daher ist an dieser Stelle auf seine Diagnostik einzugehen, auch wenn es seine spezifischen Zellen so gut wie nie (1–2%) ins Blut entläßt (Plasmazellenleukämie).

Schmalbasige Elektrophoresezacken, meist im Gammaglobulinbereich, aber auch in anderen Fraktionen geben Anlaß zu Immunelektrophorese von Serum und Urin. Bei Monoklonalität ist Knochenmarkanalyse indiziert.

Liegen hier mehr als 10% Plasmazellen oder solche mit starken Atypien vor, ist dies ein wichtiger diagnostischer Baustein für die Diagnose eines Plasmozytoms; mehr als 20% Plasmazellen finden sich so gut wie bei keiner anderen Erkrankung. Der Befall kann aber fokal, selten sogar solitär sein, daher ist neben Zytologie in Grenzfällen Knochenmarkhistologie indiziert, die u. U. sogar gezielt in sicher osteolytischen Regionen zu entnehmen ist.

Aber monoklonale Gammopathien haben eine breite Differentialdiagnose, und die Diagnose eines Plasmozytoms basiert nicht allein auf dem Gehalt des Markes an Plasmazellen (Tab. **9**).

Tabelle **9** Differentialdiagnose der monoklonalen Gammopathie

Typ	Charakteristika
Benigne Störungen	
➤ „essentielle" Gammopathie = MGUS (monoclonal gammopathy of unknown significance)	meist in höherem Lebensalter Knochenmarkplasmazellen unter 10% keine Progression, polyklonale Ig normal
➤ symptomatische Gammopathie – bei Infekten – bei Tumoren – bei Autoaggressionserkrankungen	jedes Alter (sonst wie oben)
Maligne Erkrankungen	
➤ Plasmozytom 90% disseminiertes Plasmozytom, 5% solitär, 5% extramedullär (wie ein Lymphom oder HNO-Tumor)	– Osteolysen oder Röntgenbild schwerer Osteoporose – Plasmozytose des Marks > 10% – monoklonales Gammaglobulin im Serum/Urin mit Progression
➤ Lymphom z. B. Immunozytom, CLL (potentiell alle Lymphome der B-Reihe)	– Lymphknotenschwellungen, meist Blutlymphozytose – monoklonales Immunglobulin, meist IgM

Plasmozytome kann man nicht im Blutbild erkennen, daher Knochenmarkdiagnostik bei Gammopathien

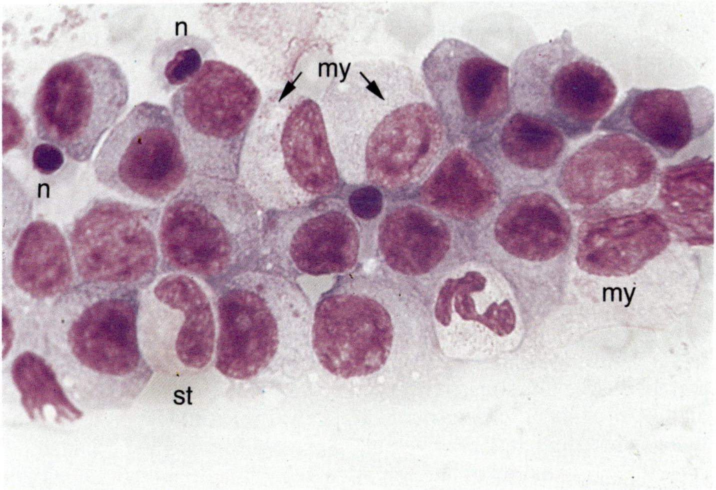

Abb. **44** Knochenmarkzytologie bei Plasmozytom. Die weitplasmatischen basophilen Plasmazellen verdrängen die rote (n = Normoblast) und weiße Zellreihe (my = Myelozyten).

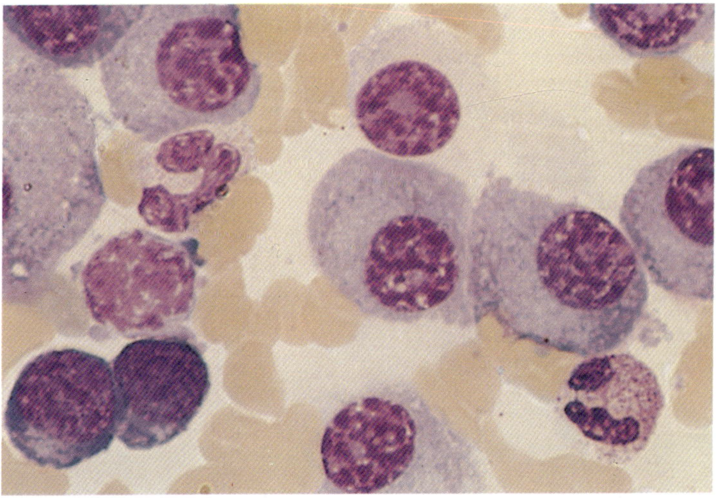

Abb. **45** Knochenmarkzytologie bei Plasmozytom. Der dichtere Kern und das engere Zytoplasma unterscheiden rote Vorstufen (links unten zwei Makroblasten) von den lockeren Plasmazellen.

Variable Morphologie des Plasmozytoms

Normale Plasmazellen haben einen lymphozytenartig dichten Kern; wenn die Chromatinschollen sehr zentrifugal verlaufen, wird dies (meist in der Histologie) als Radspeicherstruktur deutlich. Normale und maligne Plasmazellen unterscheiden sich nicht sicher.

Kriterien, die für malignen Charakter von Plasmazellen sprechen: ungewöhnliche Zellgröße (Abb. **46b**), selten kristalline Einschlüsse (**46a**) Eiweißeinschlüsse als „Russell-Körperchen" (**47b**), Mehrkernigkeit (**47a**).

Differentialdiagnostisch sind abzugrenzen: Vorstufen der Erythropoese (Abb. **45**, **47d**), Osteoblasten (Abb. **47c**).

Obwohl Plasmozytome *langsam* fortschreiten, wird eine Stadieneinteilung (nach Salmon u. Dusie) angeboten (Tab. **10**).

In der Regel kann im Stadium I mit einer Therapie abgewartet werden; so können schwelende, indolente Myelome z.T. über längere Zeit ohne therapeutische Belastungen beobachtet werden. Sobald ein Myelom primär oder sekundär jenseits der Kriterien von Stadium I liegt, ist Chemotherapie indiziert.

Tabelle **10** Stadieneinteilung der Plasmozytome nach Salmon u. Durie

Stadium I alle folgenden Befunde vorhanden: – Hb > 10 g/dl – Serumcalcium normal – radiologisch normale Knochenstruktur oder solitäres Skelettplasmozytom – IgG < 5 g/dl* IgA < 3 g/dl* Leichtketten im Urin* < 4 g/24 Std.	**Stadium II** erfüllt weder Stadium I noch III **Stadium III** einer oder mehrere der folgenden Befunde vorhanden: – Hb < 8,5 g/dl – Serumcalcium erhöht – radiologisch fortgeschrittene Knochenläsionen – IgG > 7 g/dl* IgA > 5 g/dl* Leichtketten im Urin* > 12 g/24 Std.

* Jeweils monoklonal.

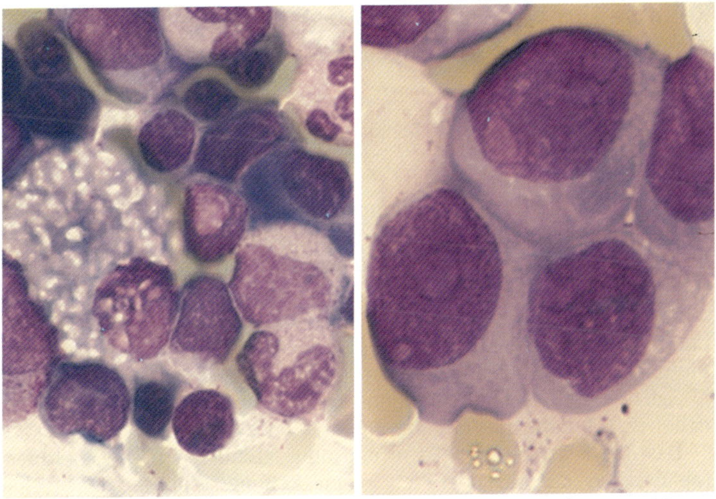

a b

Abb. **46** Morphologische Variation bei Plasmozytom. **a** Kristalline Einschlüsse erzeugen das Bild einer vakuolisierten Plasmazelle. **b** Entdifferenziertes Plasmozytom mit blastischen Elementen, bei denen nur noch das weite exzentrische Zytoplasma an die Abkunft erinnert.

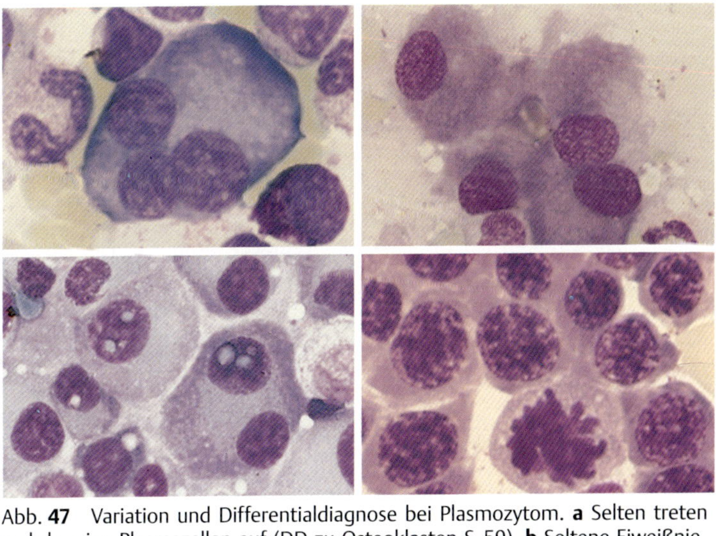

a c b d

Abb. **47** Variation und Differentialdiagnose bei Plasmozytom. **a** Selten treten mehrkernige Plasmazellen auf (DD zu Osteoklasten S. 59). **b** Seltene Eiweißniederschläge („Russell-Körperchen"). **c** Differentialdiagnostisch abzugrenzende Osteoblasten (S. 59). **d** Differentialdiagnostisch abzugrenzende rote Vorstufen (speziell bei megaloblastischer oder dyserythropoetischer Erythropoese).

Relative Lymphozytosen bei Granulozytopenien – Agranulozytosen und ihre Auslöser

> **!** Absolute Granulozytopenie benigner Ursache führt zu relativer Lymphozytose (Tab. **11**).

Die Auslösung einer medikamentös induzierten Agranulozytose setzt (unberechenbare) individuelle Konstitutionsfaktoren voraus (Tab. **12**). Eine sichere Unterscheidung zwischen toxischer und immunologischer Pathomechanik ist selten möglich.

Die Akuität des Krankheitsbildes Agranulozytose mit schwerer Angina und akuten Sepsitiden bedingt *8- bis 14 tägige Kontrollbedürftigkeit* des Blutbildes unter Medikamenten der Tab. **12**.

Ggf. finden sich im Blutbild nur noch einige Stab- oder Segmentkernige neben (z. T. gereizten) Lymphozyten und Monozyten.

Das *Knochenmark* ist zellarm und ohne granulopoetische Vorstufen (aplastisches Stadium) oder weist einen „Reifungsstopp" auf der Myeloblasten-Promyelozyten-Stufe auf. Zur Differentialdiagnose der reinen Agranulozytose zu Aplasien, die mehrere Zellreihen betreffen, S. 150.

Tabelle **11** Ursachen für absolute Granulozytopenie

Infekte	gelegentlich Masern, Rubeolen, Influenza
Vaskulitiden und Autoaggressionserkrankungen	z. B. Lupus erythematodes z. B. chronische Autoimmunneutropenien (selten)
Im Rahmen von Trizytopenien	Aplasien/Baustoffmangel (B_{12}, Folsäure) Hyposequestrationen (Hypersplenismus)
Medikamenten- oder Strahleneinwirkungen	Zytostatika- oder Strahlentherapie toxische oder „allergische" akute Agranulozytose (s. u.)

Tabelle **12** Häufigste Auslöser akuter Agranulozytosen

Thyreostatika **Antirheumatika**	Carbimazol, Methamizol, Thiouracil z. B. Diclofenac, Indometacin, Gold, Penicillamin
Analgetika	Pyrazolone, speziell Metamizol
Antibiotika	Penicilline, Cephalosporine, Sulfonamide
Psychopharmaka	Phenothiazine, Carbamezin, Clozapin
Malariatherapeutika	z. B. Amodiaguin, Dapson

Im Blutbild keine segmentkernigen Granulozyten, im Knochenmark nur Promyelozyten: Agranulozytose

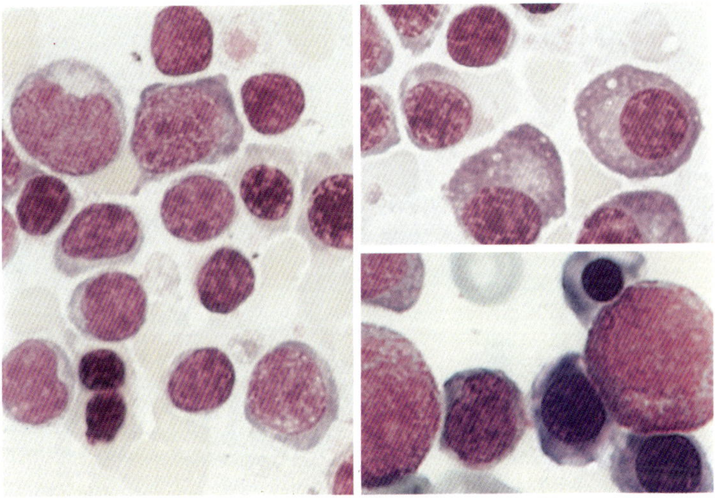

a b c

Abb. **48** Knochenmark bei Agranulozytose. **a, b** In früher Phase der Agranulozytose können granulopoetische Vorstufen völlig fehlen; Lymphozyten und Plasmazellen neben roten Vorstufen dominieren. **c** Die Regeneration beginnt mit Promyelozyten sichtbar zu werden.

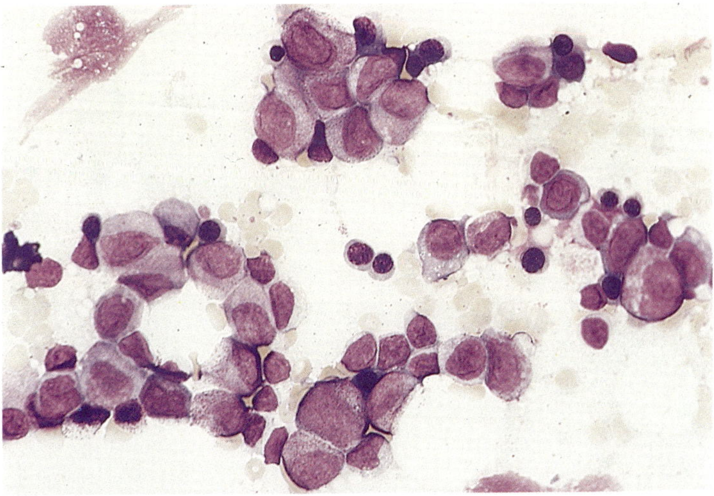

Abb. **49** Übersicht über das Knochenmark bei Agranulozytose in der Promyelozytenphase. Völliges Fehlen mittelreifer und reifer Zellen und Überwiegen großer granulierter Zellen = Promyelozyten (vgl. im Gegensatz dazu normales Mark, Abb. **28**).

Monozytosen

Wenn mononukleäre Zellen durch gewulsteten und gelappten, unruhig strukturierten Kern und relativ weiten, graubasophilen Zytoplasmasaum mit zartesten Granulationen (Charakteristika S. 46, Funktion S. 5) im Sinne einer relativen (über 10%) oder absoluten (über 600/μl) Monozytose auffallen, ist eine Reihe von Auslösermöglichkeiten abzuklären (Tab. **13**). Sofern die Morphologie nicht eindeutig für Monozyten spricht, hilft die Bestimmung der Esterasen an ungefärbt eingesandten Ausstrichen in einem hämatologischen Labor bei der Identifizierung weiter.

Tabelle **13** Mögliche Ursachen einer Monozytose

Infektionen unspezifische Monozytose bei vielen bakteriellen Infekten in abheilender oder chronischer Phase – Mononukleose (neben gereizten Lymphozyten auch Monozytose) – Listeriose – akute Virushepatitis – Parotitis epidemica – Varizellen – Rückfallfieber – Lues – Tuberkulose – Endocarditis lenta – Brucellose (Morbus Bang) – Variola vera (Pocken) – „Rocky Mountains spotted fever" – Malaria – Paratyphus – Kala-Azar – Fleckfieber – Trypanosomiasis (afrikanische Schlafkrankheit)	**Chronische Reizzustände** des Immunsystems – z. B. Autoaggressionskrankheiten – chronische Dermatosen – Ileitis regionalis – Sarkoidose **Paraneoplastisch** (als immunologischer Abwehrversuch) – z. B. bei ausgedehnten soliden Tumoren – bei Lymphogranulomatose **Neoplastisch** – chronische myelomonozytäre Leukämie (CMML, S. 107) – akute Monozytenleukämie (S. 97)

Auffallend viele Monozyten: meist reaktiv; nur bei monotonem Überwiegen: Verdacht auf Monozytenleukämie

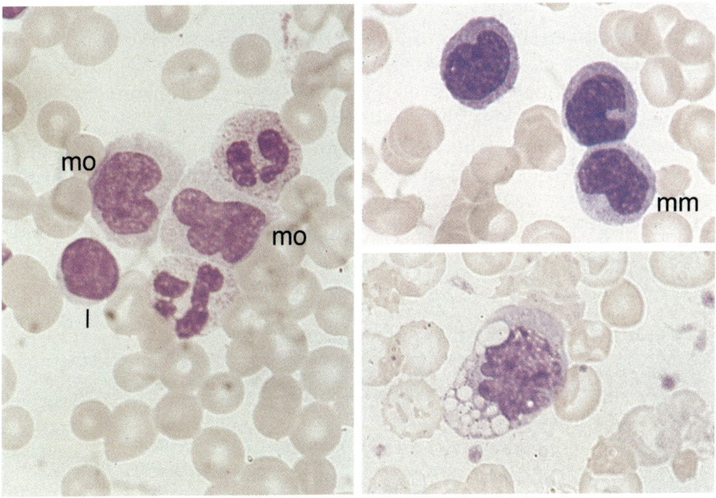

Abb. **50** Blutbild bei reaktiver Monozytose. **a** Typisch für einen reaktiven Prozeß ist das bunte Nebeneinander von Monozyten (mo), segmentkernigen neutrophilen Granulozyten und Lymphozyten (l). **b** Ein Metamyelozyt (mm) als Ausdruck einer reaktiven Linksverschiebung neben zwei Monozyten. **c** Monozyt mit Phagozytosevakuolen.

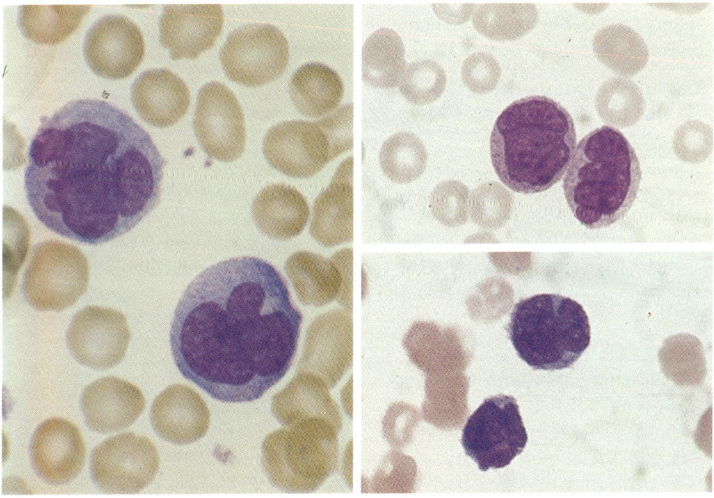

Abb. **51** Blutbild bei Monozytenleukämie. Kein sicherer Unterschied zu normalen Monozyten, häufig etwas „unreifere" dichte Zellen, die besonders in kleiner Projektion (**c**) ihre Monozytenabkunft nur durch Kernbuchtung vermuten lassen. Gegen einen reaktiven Prozeß (wie in Abb. **50 a**) spricht das Fehlen anderer weißer Zellen.

Akute Leukämien

Akute Leukämien sind aus Gründen der morphologischen Didaktik hier zu besprechen, da es sich bei ihnen um ein Überwiegen „mononukleärer" Zellen (S. 63) handelt. Obwohl oder weil der Terminus „Leukämien" relativ ungenau ist, scheint hier Übersicht nötig (Tab. **14**).

Die gemeinsamen zellulären Phänomene der verschiedenen Formen akuter Leukosen bestehen in einer rasch progredienten Verminderung von reifen Granulozyten, Thrombozyten und Erythrozyten. Meist steigt gleichzeitig die Zahl der Leukozyten durch das Auftreten atypischer Rundzellen an.

Tabelle **14** Übersicht über alle Leukämieformen

Leukämietyp	Systematik/Klinik
Akute Leukämien (AL→AML, ALL)	
– myeloisch M_{1-7} (einschl. monozytäre, erythrämische, megakaryoblastische Abkunft)	immer akute Erkrankung, oft mit Fieber und Blutungsneigung
– lymphatisch L_{1-3}	gehäuft im Kindesalter, u. U. Lymphome
Chronische myeloische Leukämie (CML)	
– konstant leukämische Erkrankung des myeloproliferativen Systems (S. 112)	chronischer Verlauf, stets mit Splenomegalie
Chronische lymphatische Leukämie (CLL) und andere leukämische Lymphome	
– B-CLL (90%), T-CLL (S. 74 ff) – Prolymphozytenleukämie (S. 74) – Haarzellenleukämie (S. 78) – Plasmazellenleukämie (S. 76)	– chronische lymphatische Leukämie, (seltene) Prolymphozytenleukämie und Haarzellenleukämie stellen primär leukämische Lymphome mit chronischem Verlauf dar; alle übrigen Non-Hodgkin-Lymphome können sekundär leukämisch werden
Chronisch myelomonozytäre Leukämie (CMML)	
– leukämische Form der Myelodysplasie S. 104) früher meist als „smouldering" = schwelende Leukämie bezeichnet	subakutes Krankheitsbild, Übergänge in akute myeloische Leukämieformen (sekundäre AML nach MDS)

! Wichtig aber ist, daß ca. ein Viertel aller akuten Leukämien mit normalen oder gar verminderten Gesamtleukozytenzahlen einhergeht und die Rundzellen nur das relative (Differential-)Blutbild bestimmen („aleukämische Leukämie“).

In lockeren Ausstrichstellen wird sich bei allen Formen akuter Leukämie erkennen lassen, daß der Kerncharakter nicht dicht und „schollig“ wie bei Lymphozyten (S. 48), sondern eher feinstrukturiert-unruhig, oft „grießig“ ist. Die sorgfältige Analyse des Blutbildes (u. U. mit der Hilfe eines Speziallabors) ist hier vor einer Knochenmarkanalyse indiziert.

Bei der Mehrzahl der Fälle wird die hohe Leukozytenzahl die Diagnose einer Leukämie erleichtern. Neben den krankheitsspezifischen blastischen Zellen trifft man je nach Ausdehnung des Prozesses bei Diagnosestellung auf einen wechselnd großen Rest von segmentkernigen neutrophilen Granulozyten. Diese Lücke in der Reifungsreihe zwischen Blasten und reifen Zellen wird als „Hiatus leucaemicus“ der lückenlosen Linksverschiebung bei reaktiven Prozessen und bei der chronischen myeloischen Leukämie gegenübergestellt. Die morphologische Diagnose oder Differentialdiagnose einer akuten Leukämie führt zu weiterer Diagnostik mit *zytochemischen Verfahren*. Sofern die Peroxidasereaktion negativ ausfällt, ist eine *immunologische Zelldifferenzierung* indiziert (Tab. **15**, S. 90 f).

! Diagnosegang bei Verdacht auf akute Leukämie:
Blutbild, Zytochemie, Knochenmark.

Morphologisch-zytochemische Differenzierung

Nach der orientierenden morphologischen Diagnose einer akuten Leukämie (s. oben) kann der Versuch einer Feindifferenzierung mit *zytochemischen* Methoden (an frisch eingesandten Ausstrichen) des Blutbildes oder Knochenmarkes) erfolgen. Tab. **15** gibt eine kombinierte morphologisch-zytochemische Leukoseeinteilung (nach Löffler) wieder. Hieraus wird deutlich, daß die Peroxidasereaktion eine grobe Einteilung in *peroxidasepositive* (myeloische oder monozytäre) und *peroxidasenegative* (lymphoblastäre) Leukosen ermöglicht. Danach kann die immunologische Markerdifferenzierung einsetzen.

Tabelle **15** Morphologisch-zytochemisch-immunologische Klassifizierung der akuten nichtlymphatischen Leukämien

FAB-Typ*		Peroxidase	PAS	α-Naphtylacetatesterase	Naphtol-ASD-Esterase	Immunol. Marker
$M_0 - M_2$	akute Myeloblastenleukämien					
M_0	AML mit minimaler Markerdifferenzierung, undifferenzierte Blasten ohne Granula nur durch Zytochemie und Marker von M_1 und ALL unterscheidbar	< 3 %	∅	∅	∅	CD 3 ⊕ CD 79 a ⊕ CD 22 ⊕ myelo-monozytäre Marker neg.
M_1	AML mit deutlicher Markerdifferenzierung (aber noch ohne morphologische Differenzierung) vereinzelte, diskrete Granulation im Plasma möglich	≥ 3 %	neg. bis feingran.	∅	∅	myelo-/monozytäre Oberflächenmarker: CD 13 + CD 33 + CDW 65 + CD 117 + ↓ eine Leukose mit myelo-/ monozytärer Abkunft ist in mindestens 2 dieser Marker positiv
M_2	AML mit morphologischer Ausreifung ca. 20 – 50 % der Blasten tragen feinste Granula	++ (4 – 64 %)	neg. bis feingran.	∅	∅	
M_3	akute Promyelozytenleukämie Mehrheit der Zellen sind stark granulierte Promyelozyten, z. T. zu „Auer-Stäbchen" kristallisierte Granula Variante M_3 mit geringer Granulation. Blasten des Blutes lappig „bi-multilobär"	+++	∅	∅	∅	

M_4	akute myelomonozytäre Leukämie 30 – 80 % der „Blasten" des Markers sind Myeloblasten, Promyelozyten, Myelozyten: über 20 % sind monozytäre Zellen Variante M_4-Eosinophilie zusätzlich bis 5 % z. T. unreife Eosinophile	< 5 % +	∅	+	+	myelo-/monozytäre Oberflächenmarker: CD 13 + CD 33 + CDW 65 + CD 117 + ↓ eine Leukose mit myelo-/ monozytärer Abkunft ist in mindestens 2 dieser Marker positiv (gilt für M_4 und M_5)
M_5	a) akute Monoblastenleukämie im Blut überwiegend Monoblasten	±	∅	+++	+++	
	b) akute Monozytenleukämie Überwiegen ausreifender Monozyten	±	∅	+++	+++	
M_6	akute Erythroleukämie 50 % der Markblasten gehören zur Erythropoese, 30 % Myeloblasten	in Erythroblasten schollig ⊕	∅	∅	∅	in reifer Form Anti-Glykophorin A +
M_7	akute Megakaryoblastenleukämie sehr polymorphe, z. T. vakuolisierte Blasten, z. T. mit Plasmaausläufern, z. T. Aggregation mit Thrombozyten	∅	±	±	±	CD 41 ⊕ und/oder CD 61 ⊕

* Französisch-amerikanisch-britische Klassifikation 1976/85

Akute myeloische Leukämien

Die morphologische Feinanalyse ermöglicht meist eine ungefähre Zuordnung der das Blutbild beherrschenden Zellen zu Myeloblasten und Promyelozyten, Monozyten oder atypischen (Lympho-)Blasten. Eine morphologische Untergliederung dieser entscheidenden Hauptgruppen wird von einer französisch-amerikanisch-britischen (FAB-)Klassifikation vorgeschlagen (Tab. **15**, S. 90).

> **!** Dabei ist jedoch von praktischer, therapeutisch orientierter Relevanz die Zuordnung der diagnostizierten akuten Leukämie zur myeloischen oder lymphatischen Reihe.

Die Leukosen der myeloischen Reihe umfassen einschließlich sehr seltener Formen mindestens sieben Ausprägungen.

Akute Myeloblastenleukose (M_1- und M_2-Typ der FAB-Klassifikation). Sie ist die häufigste myeloische Leukose. Der morphologische Charakter der das Blutbild und Knochenmark beherrschenden Zellen (Abb. **52**) ähnelt in variabler Weise den Myeloblasten der normalen Granulozytopoese, Vergröberungen des Kernchromatins, stärkere Nukleolenausbildung und engeres basophileres Zytoplasma heben sie z. T. davon ab. Die Größe kann von der Größe der Lymphozyten (Mikromyeloblasten) bis aufs 3fache davon variieren. Von lymphatischen Zellen sind sie bei guten Ausstrichbedingungen meist durch unruhigeren, „feinretikulären“ Chromatincharakter abzugrenzen. Im Zytoplasma sind gelegentlich ab M_2 kristalloide azurophile, nadelartige Korpuskeln zu sehen („Auer-Stäbchen“), wobei es sich um Agglomerate azurophiler Granulationen handelt. Einige Zellen können beginnende promyelozytäre Granulationen aufweisen. Zytochemisch zeigen breitstreuend 1 – 65% der Blasten Peroxidasereaktion; der Übergang zur Promyelozytenleukose wird hier als sehr fließend deutlich.

Abb. **53** Akute myeloische Leukämie (M_2-Typ, myeloblastär mit Differenzierung = Peroxidasetyp II). **a** Überwiegen von Blasten mit oft diskreter Granulation, bei denen zarte Einschlüsse nadelförmig kristallisiert sein können („Auer-Stäbchen“ bei Pfeil). **b** Auer-Stäbchen im Zytoplasma, grießige Kernstruktur. **c** Knochenmarkzytologie des Patienten von **a**. Neben den Blasten nur Reste der normalen Hämatopoese. mz = Metamyelozyt, st = pelgroider Stabkerniger, n = Normoblasten, e = Erythroblast. ▶

Verminderung aller normalen Zellen, Auftreten atypischer Rundzellen: Verdacht auf akute Leukämie, meist myeloblastisch (M_1, M_2)

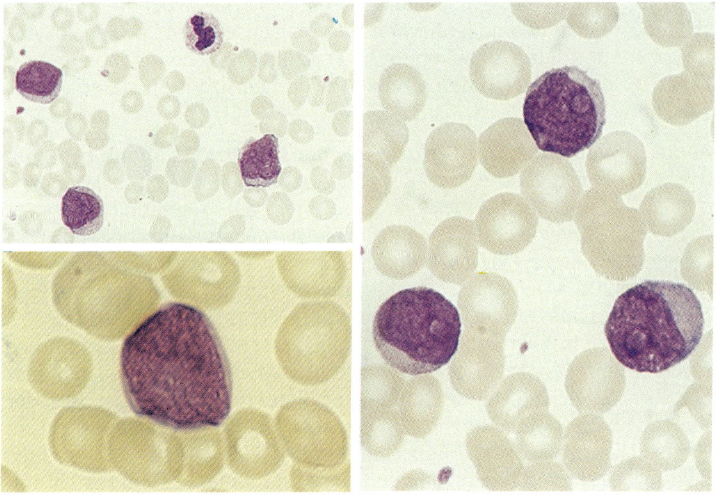

a b c

Abb. **52** Blutbild bei akuter myeloischer Leukämie (Myeloblastentyp M_1, Peroxidasetyp I). **a** (Übersicht) absoluter Mangel an Segmentkernigen zugunsten unklassifizierbarer Zellen, mittelreife Zellen fehlen („Hiatus"). **b, c** Die Kernstruktur bei leukämischen Myeloblasten ist feinretikulär, „grießig", Nukleolen können auffallen. **c** „Grießig"-retikulärer Kern und Nukleolen sprechen für Myeloblasten.

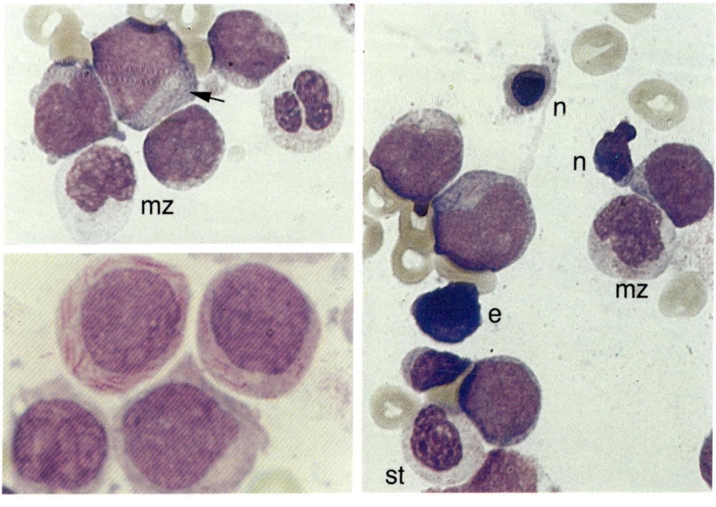

a b c

Akute Promyelozytenleukose (M_3-Typ der FAB-Klassifikation). Dieser Zelltyp stellt morphologisch eine scheinbare Weiterdifferenzierung der Myeloblastenleukose dar. Das charakteristische Merkmal der meist relativ großen Zellen mit variabler Kernform ist eine ausgeprägte promyelozytäre Granulation; Auer-Stäbchen sind hier häufig. Zytochemisch bieten alle Zellen positiven Peroxidasenachweis. Die übrigen Reaktionen sind unspezifisch.

Akute myelomonozytäre Leukose (M_4 der FAB-Klassifikation). In Anbetracht der engen Verknüpfung der granulozytopoetischen und der monopoetischen Zellreihe (s. oben) ist eine gemeinsame Alteration beider Systeme im Rahmen einer leukämischen Transformation vorstellbar. So zeigt diese seltene Leukoseform eine Steigerung der Granulozytopoese (auf über 20% Myeloblasten und Promyelozyten im Mark) mit geringen morphologischen Alterationen und eine der Monozytopoese auf über 20% Monoblasten bzw. Promonozyten. Im peripheren Blut finden sich unreife myeloische Zellen (atypische Myelozyten bis Myeloblasten) neben monozytoiden Zellen. Zytochemisch muß ein hoher Prozentsatz (über 50%) der Knochenmarkblasten peroxidasepositiv und der Rest esterasepositiv sein (Peroxidase-Esterase-Typ). Es besteht Ähnlichkeit mit M_2, der Unterschied liegt in der starken Beteiligung der monozytären Reihe. Von der chronischen myelomonozytären Leukämie (S. 104) läßt sich M_4 meist durch das Fehlen der myelodysplastischen Zeichen hochleukämische Ausschwemmung, Anamnese und Alter des Patienten abgrenzen.

Akute Promyelozytenleukämie (M_3) und akute Myelomonozytenleukämie (M_4)

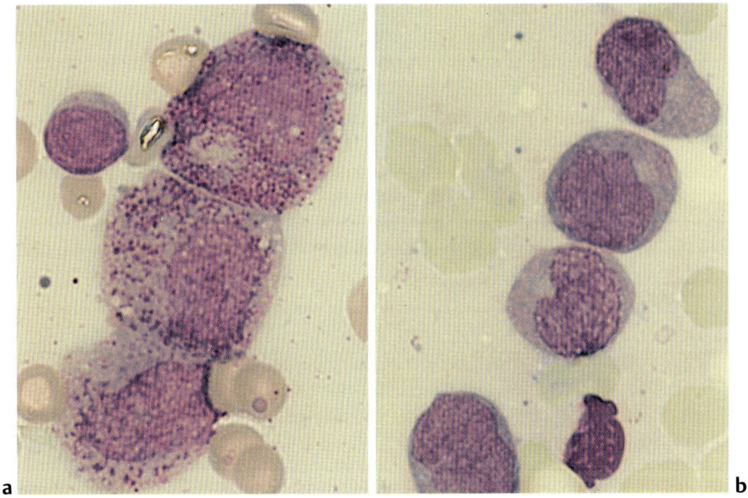

Abb. **54** Blutbilder bei akuter myeloischer Leukämie. **a** Promyelozytärer Typ (makrogranulär) = M_3 der FAB-Klassifikation. Nicht immer müssen die Granula so stark ausgeprägt sein. **b** Myelomonozytäre Zellzusammensetzung = M_4 der FAB-Klassifikation.

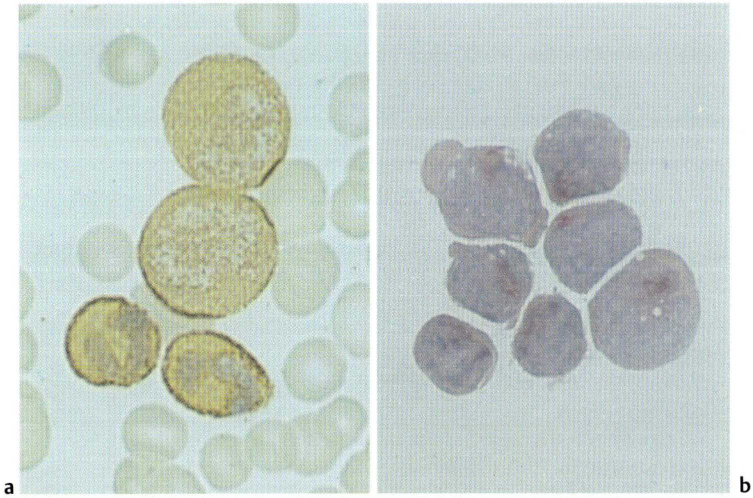

Abb. **55** Wegweisende, zytochemische Reaktionen am Blutbild. **a** Peroxidase bei Promyelozyten und Segmentkernigen einer M_2-Leukose. **b** Saure Phosphatasereaktion in typischem Muster bei ALL (vom T-Typ).

Akute Monozytenleukose (M_5 der FAB-Klassifikation). Diese Leukoseform wurde lange Zeit verschiedenen Zellsystemen zugeordnet, wobei nach den Autoren der Typ „Naegeli" von der Granulozytopoese und der Typ „Schilling" vom RES abgeleitet und z.T. der leukämischen Retikuloendotheliose zugeordnet wurde. Man unterscheidet heute morphologisch eine monoblastäre und eine monozytäre Form der akuten Monozytenleukose. Bei der *monoblastischen* Variante beherrschen große Blasten Blut- und Knochenmarkbild, die bei zarter Kernstruktur mit mehreren Nukleolen oft nur durch ihr weites, hellgrau-blaues Zytoplasma mit kleinen pseudopodienartigen Knospungen ihre Herkunft andeuten.

Die *monozytäre* Form zeigt im Mark sog. Promonozyten, die obigen Blasten ähnlich sind, aber polymorphe, gefurchte und gebuchtete Kerne und z.T. zarte azurophile Granulationen aufweisen. Im peripheren Blut erscheinen monozytoide Zellen verschiedener Ausreifungsgrade, die nicht sicher von normalen Monozyten abgrenzbar sind. Zytochemisch sind beide Formen durch stark positive Esterasereaktionen in über 50% der Blasten charakterisiert, während die Peroxidasereaktion negativ oder nur bei wenigen Zellen positiv ausfällt.

Charakteristika der akuten Leukämien

Erkrankungsalter: in jedem Alter möglich.
Im Kindes- und Jugendalter meist als ALL.
Klinik: Mattigkeit, Fieber, später Blutungszeichen.
Nur bei ALL Lymphknoten- und Mediastinaltumor typisch.
Immer generalisierter Befall aller Organe (z.T. inkl. Meningen).
Blutbild und Labor: Hb ↓, Thrombozyten ↓, Leukozyten meist (~ 80%) stark erhöht, aber auch erniedrigt oder normal.
Im Differentialblutbild überwiegen Blasten (verschiedene Morphologie, s.o.).
Cave: hoher Uratanfall!
Weitere Diagnostik: Knochenmark, Zytochemie, Immunzytologie, Zytogenetik.
Differentialdiagnose: transformiertes myeloproliferatives Syndrom (z.B. CML) oder myelodysplastisches Syndrom.
Leukämische Non-Hodgkin-Lymphome (inkl. CLL).
Aplastische Anämien.
Knochenmarkkarzinosen.
Verlauf, Therapie: meist rasche Progredienz mit Infektkomplikationen und Blutungen.
Zügige Chemotherapie in hämatologischen Kliniken,
u.U. Knochenmarktransplantation kurativ.

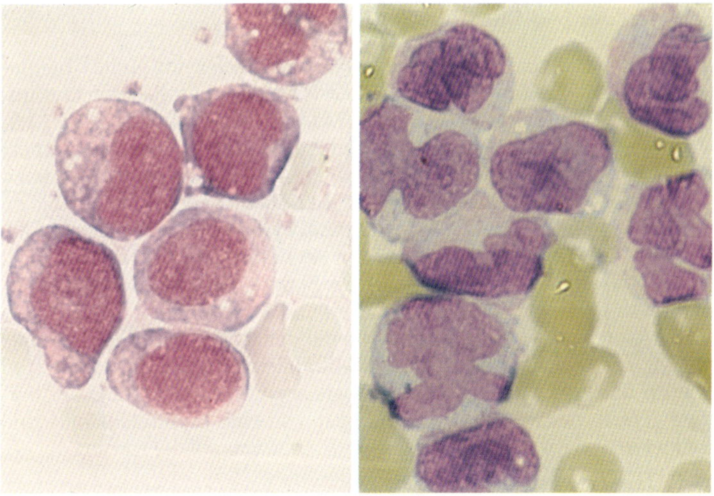

a b

Abb. **56** Blutbilder bei akuter Leukämie. **a** Akute Monozytenleukämie (M_5) in monoblastischer Variante. **b** Monozytäre Variante der M_5-Leukämie.

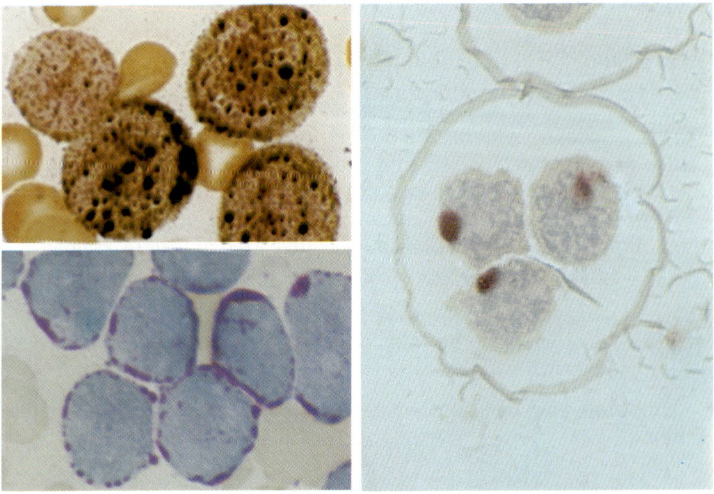

a b c

Abb. **57** Zytochemische Reaktionen am Blutbild. **a** Monozytische Blasten einer M_5-AMoL mit Naphthylacetatesterase-Reaktion. **b** ALL mit typischer punktförmiger PAS-Reaktion. **c** ALL mit typischem Niederschlagsmuster der „sauren" Esterase.

Akute Erythrämie – Erythroleukämie (M_6-Typ der FAB-Klassifikation)

Finden sich in einem Differentialblutbild so gut wie keine reifen Granulozyten, jedoch blastäre Zellen (Myeloblasten) neben kernhaltigen Erythrozytenvorstufen, meist Normoblasten (Morphologie S. 34), und ist das Knochenmark völlig von Myeloblasten und Proerythroblasten eingenommen, so ergibt sich der Verdacht auf eine maligne Erkrankung beider Zellreihen im Sinne einer *Erythroleukämie,* der sich durch Knochenmarkzytologie und Zytochemie der Blutzellen (PAS-Positivität der Normoblasten) erhärten läßt. Vereinzelt stößt man auch auf Bilder mit Granulozytopenie, Normoblasten und stark entdifferenzierten Blasten, die ausschließlich unreifen roten Vorstufen (Proerythroblasten und Makroblasten) entsprechen. Diese akute Entartung der Erythrozytenbildungsreihe wird als *Erythrämie* analog der Leukämie bezeichnet. Erythrämie und Erythroleukämie sind jedoch nur verschiedene Phasen der gleichen Erkrankung. Eine Erythrämie geht in der Regel früher oder später in eine Erythroleukämie und schließlich sogar in eine reine Leukämie über, was auf die Störung der gemeinsamen Stammzelle hinweist.

Differentialdiagnostisch muß bei Zytopenien mit roten Vorstufen im Blutbild auch mit an Knochenmarkkarzinosen gedacht werden, bei denen durch Zerstörung der „Knochenmark-Blut-Schranke" unreife, rote (u.U. weiße) Zellen ins Blut gelangen. Klärung durch Knochenmarkzytologie (und/oder -histologie).

Akute Megakaryoblastenleukämie (M_7-Typ der FAB-Klassifikation)

Dies ist eine extrem seltene und umstrittene Leukoseform, die auch als „akute Myelofibrose" imponieren kann: rasch eintretende Trizytopenie, meist geringe Ausschwemmung entdifferenzierter granulaloser mittelgroßer Blasten; erschwerter Knochenmarkgewinn durch starke Faserbildung. Erst die Knochenmarkhistologie und Markeranalyse können die Verdachtsdiagnose belegen.

Differentialdiagnostisch ist vor allem bei starker Milzvergrößerung auch an die megakaryoblastische Transformation einer CML oder OMS zu denken, von der sich die Blasten oft nicht sicher unterscheiden lassen.

Eine *akute Eosinophilenleukämie* und *Basophilenleukämie* sind extrem selten.

Die Knochenmarkzytologie entdeckt akute Leukämien, wenn das Blutbild „stumm" bleibt

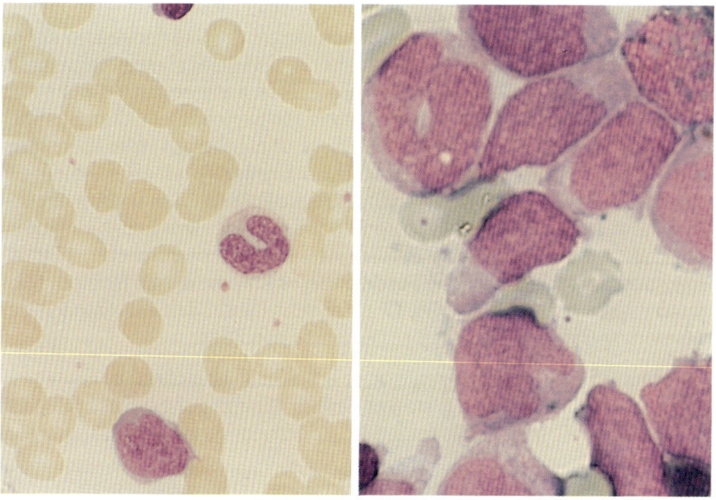

a b

Abb. **62** Gelegentlicher Unterschied zwischen Blutbild und Knochenmark (bei gleichem Patient). **a** Das Blutbild ist zellarm und zeigt nicht sicher pathologische Zellen (unten ein unreifer Monozyt). **b** Das Knochenmark ist gleichzeitig dicht mit (monozytoiden) Blasten infiltriert.

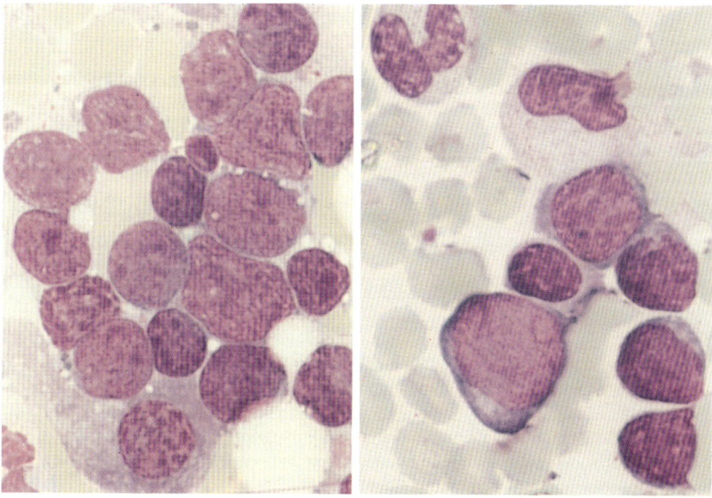

a b

Präleukämie, schwelende Leukämie, Myelodysplasie

Die klinische Beobachtung kennt schon länger die Situationen, in denen eine *Knochenmarkinsuffizienz* mit mehr oder weniger starker Zellverminderung in allen drei Reihen *(Trizytopenie)* nach vielen Jahren über eine Phase schleichender Blastenvermehrung (schwelende Leukämie, „smoldering leukaemia") in eine offene Leukose übergeht; auf jeder dieser Stufen allerdings kann der Verlauf aber auch arretieren, oder der Patient erreicht durch die Folgen der Trizytopenie die Folgestadien nicht mehr. Allein die maligne Potenz ließ diese Situation als „Präleukämie" einstufen; eine neutralere und differenziertere (wenn auch kompliziertere) Einteilung definierte verschiedene Formen dieses Komplexes als myelodysplastisches Syndrom (MDS) (Tab. **17**). Bei sehr fließenden Übergängen der Myelodysplasieformen sind ihre gemeinsamen Züge:

- *Anämie, Bi-* oder *Trizytopenie* ohne erklärliche Ursachen;
- *Dyserythropoese* mit z.T. starker Größenvarianz der Erythrozyten und im Mark oft megaloblastoiden Veränderungen und/oder Ringsideroblasten;
- *Dysgranulopoese* mit Pseudopelgerbildung (Hyposegmentation) und Hypogranulation (oft mit Peroxidasedefekt) der Segment- und Stabkernigen in Blut und Knochenmark;
- *Dysmegakaryopoese* mit Mikromegakaryozyten.

Abb. **65** **a** Knochenmark bei Myelodysplasie (Typ RA). Gesteigerte unreife Erythropoese. Starke Pseudopelger-Bildung. Die Segmentkernigen haben nur zwei Segmente. Als Zeichen der Dysmegakaryopoese ein nicht ausreifender Megakaryozyt (Bildmitte). **b** Dysmegakaryopoese in Form eines Mikromegakaryozyten. **c** Die Eisenfärbung zeigt bei vielen Myelodysplasien ringförmige vermehrte Granulaeinlagerungen in Normoblasten (Ringsideroblasten). ▶

Bei unklarer Anämie und Leukozytopenie älterer Patienten: Knochenmark zeigt Myelodysplasie

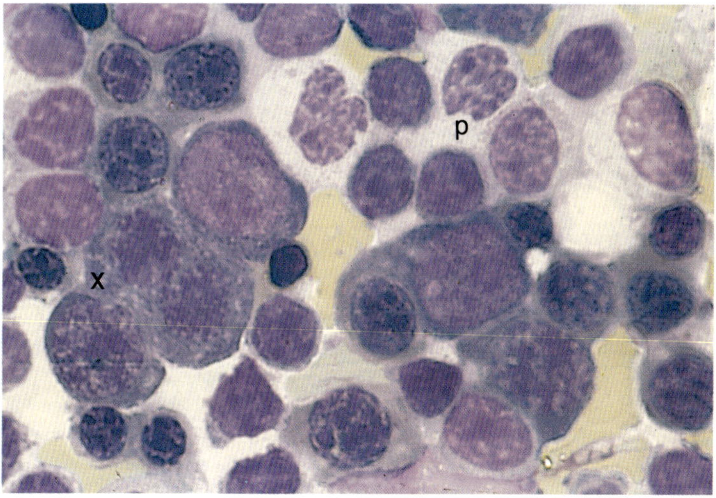

Abb. **64** Knochenmark mit Dyserythropoese bei Myelodysplasie: gesteigerte unreife Erythropoese. Bei × ein doppelkerniger Proerythroblast. Granulopoese z. T. pelgroid (p).

a

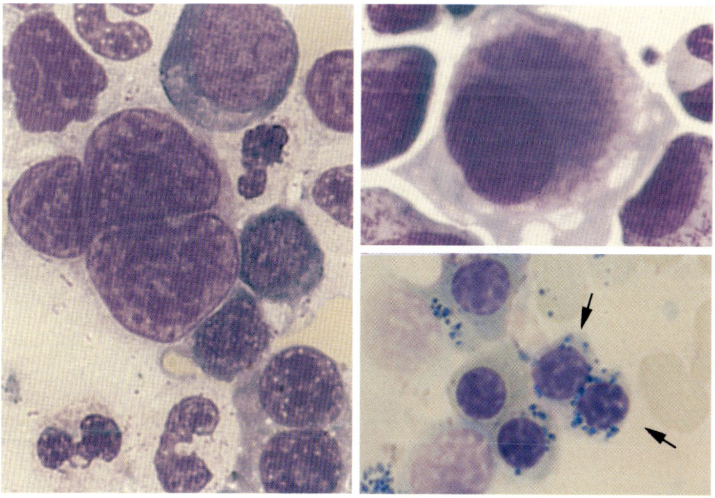

b

c

Tabelle **17** Verschiedene Formen der Myelodysplasie

Myelodysplasieform	Blutbild	Knochenmark
RA = refraktäre Anämie	Anämie (normo- oder hyperchrom); u. U. Pseudopelgergranulozyten; Blasten ≤ 1%	Dyserythropoese (geringe Dysgranulo-dysmegakaryopoese) Blasten < 5%
RAS = refraktäre Anämie mit Ringsideroblasten (+ erworbene idiopathische sideroblastische Anämie, S. 136)	hypo- und hyperchrome Erythrozyten nebeneinander, z. T. diskrete Thrombo- und Leukopenie; Pseudopelger, insges. fast identisch mit RA	über 15% der roten Vorstufen sind Ringsideroblasten; Blasten < 5%
RAEB = refraktäre Anämie mit Überschuß von Blasten (exzess of blasts)	häufiger neben Anämie auch Thrombozytopenie Blasten < 5%, Monozyten < 1000/µl, Pseudopelger	Hyperplasie der Erythropoese (mit oder ohne Ringsideroblasten); 5–20% Blasten
CMML = chronische myelomonozytäre Leukämie	Blasten < 5%, Monozyten > 1000/µl, Pseudopelger	hyperzellulär, Blasten < 20%, vermehrt Promonozyten
RAEB in Transformation ($RAEB_t$)	ähnlich RAEB, aber > 5% Blasten	Blasten 20–30% (z. T. mit Auer-Stäbchen)

Der Begriff der „schwelenden Leukämie" deckt sich zum guten Teil mit RAEB, CMML und $RAEB_t$, meint aber ursprünglich ganz allgemein eine myeloische oder myelomonozytäre Leukämie ohne Progredienz innerhalb von 3 Monaten.

Differentialdiagnostisch ist jeweils eine Reihe anderer Prozesse auszuschließen (Tab. **20**, S. 128). Erst bei Ausschluß reaktiver oder toxischer Störungen (z. B. Alkohol, Abb. **104**) ist ein MDS anzunehmen. In offenen Situationen ist Abwarten möglich, da von RA bis RAEB keine spez. eingreifende Therapie indiziert ist und andererseits bei CMML eine relativ eindeutige diagnostische Konstellation gegeben ist.

Überwiegen der granulozytären Reihe mit mittelreifen Formen: meist reaktive Linksverschiebung

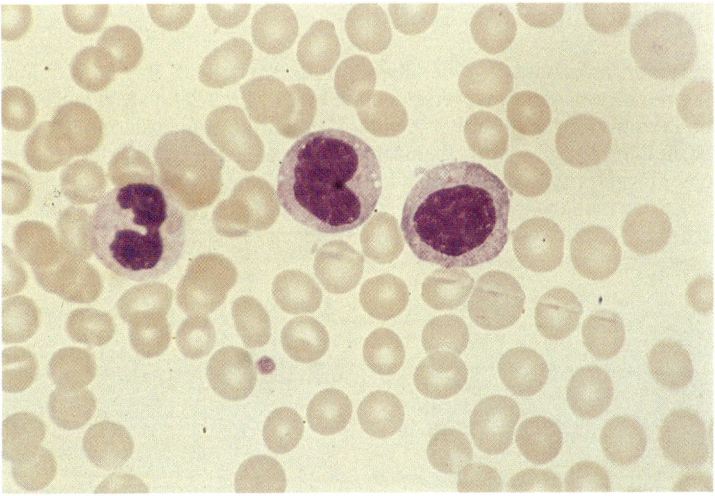

Abb. **68** Reaktive Linksverschiebung. Auftreten von Myelozyt, Metamyelozyt und Stabkernigen (von rechts nach links) im Rahmen eines schweren bakteriellen Infekts.

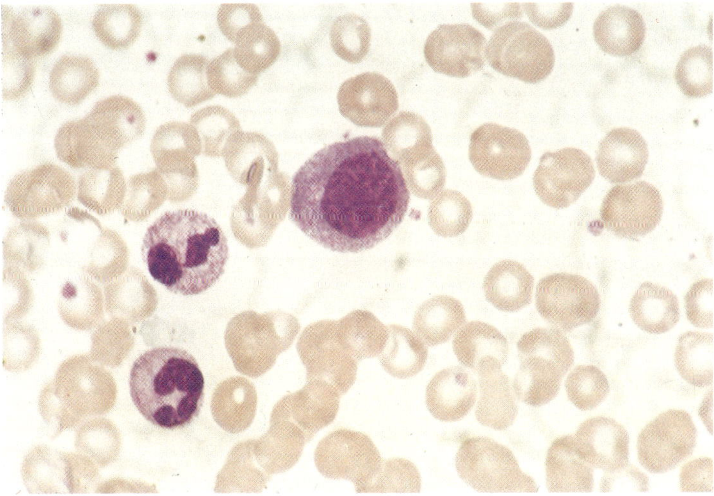

Abb. **69** Reaktive Linksverschiebung. Neben einem Segmentkernigen mit angedeutet toxischer Granulation und einem stabkernigen Neutrophilen ein Myelozyl mit Zeichen der Reifungsstörung (promyelozytäres Zytoplasma bei derber myelozytärer Kernstruktur).

Chronische myeloische Leukämie und myeloproliferatives Syndrom

Bei einer Leukozytose (immer über 20000/µl und meist über 50000) mit breiter, lückenloser Linksverschiebung bis zu vereinzelten Myeloblasten und Promyelozyten oft unter leichter Vermehrung von Eosinophilen und Basophilen bei gelegentlich einzelnen Normoblasten ist die Möglichkeit einer myeloproliferativen Erkrankung abzuklären.

Zu den malignen myeloproliferativen Syndromen zählt man die *chronische myeloische Leukämie* (CML), die *Osteomyelosklerose* (OMS), die *Poly-*

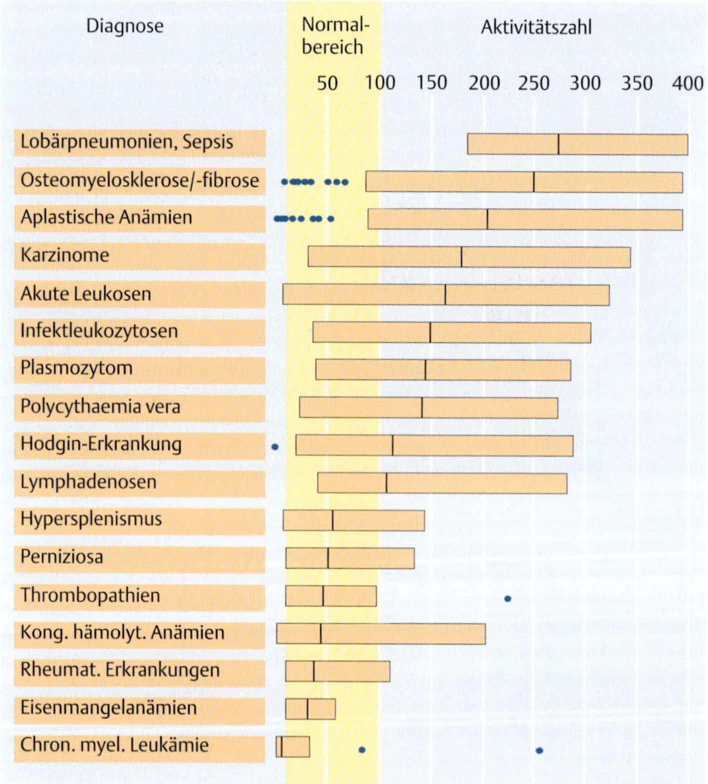

Abb. **70** Alkalische Leukozytenphosphatase bei verschiedenen Erkrankungen und Reaktionen des myeloischen Systems. Die Mittelwerte sind gekennzeichnet. Die Punkte stellen vom Kollektiv abweichende Beobachtungen dar (aus Merker, H., L. Heilmeyer: Dtsch. med. Wschr. 85 [1960] 253).

cythaemia vera (PV) und die *essentielle Thrombozythämie* (ET). Ätiologisch unklare Noxen greifen offenbar an verschiedenen Differenzierungsstufen der Stammzellen an und induzieren chronische maligne Proliferationen der weißen Reihe (CML), der roten Reihe (PV), der Thrombozytenreihe *(ET)* und lösen zum Teil gleichzeitig eine starke Faserbildung aus (OMS). Besonders zwischen PV, ET und OMS bestehen z. T. Übergänge und Mischformen.

Die Bestimmung der alkalischen Leukozytenphosphatase an frischen ungefärbten Blutausstrichen ist ein wichtiges Instrument der Differentialdiagnostik (Abb. **70**).

> **!** Das myeloproliferative Syndrom (MP) umfaßt chronische maligne Erkrankungen des Knochenmarks und der embryonalen Blutbildungsstätten (Milz und Leber), die eine oder mehrere Zellreihen betreffen.

Gemeinsam ist den Erkrankungen des MP meist Auftreten ab mittlerem Lebensalter, Entwicklung einer Splenomegalie, langsame Progredienz (Tab. **19**).

Die *CML* hat als Besonderheit in den meisten Fällen eine Chromosomenaberration (Philadelphia-Chromosom mit spezifischem BCR-ABL-Gen) und die Möglichkeit des Übergangs in eine akute Phase (Blastenschub).

PV und *ET* zeigen oft verwandte Züge (hohe Thrombozytenzahl bzw. hohes Hb) und neigen zu sekundärer Knochenmarkfibrose. Die *OMS* ist primär durch Fibrose in Mark und Milz gekennzeichnet.

Tabelle **19** Differentialcharakteristika des myeloproliferativen Syndroms

Klinik	Hb	Thrombozyten	Leukozyten	Diff.-BB	Knochenmark	Alkal. Leukozytenphosphatase	Diagnose
Maximum jenseits des 40. Lj. Milzvergrößerung	n/↓	n/↓/↑	↑↑	Linksverschiebung z. T. bis Myeloblasten	Dichte ↑↑ Granulopoese ↑ (S. 53 f)	ALP ↓↓ Philadelphia ⊕	chronische myeloische Leukämie
„Vollblütig" leichte Milzvergrößerung	↑	n/↑	(↑)	u. U. leichte Linksverschiebung u. U. Normoblasten	Erythropoese (u. U. Verfaserung) (S. 53 f)	ALP ↑	Polycythaemia vera
Thromboseneigung	n/↑	↑↑	n/↑	o. B. Thrombozyten z. T. groß	Megakaryopoese ↑↑ (Verfaserung ↑)	ALP n	essentielle Thrombozythämie
Blässe, Milzvergrößerung		N/↑/↓	n/↑/↓	Normoblasten leichte Linksverschiebung	Punctio sicca Verfaserung ↑	ALP ↑	Osteomyelosklerose

Charakteristika der CML

Erkrankungsalter: in jedem Alter möglich.
Maximum um 50. Lj.
Klinik: langsam auftretende Mattigkeit, Anämie;
u. U. spürbare Milzvergrößerung; kein Fieber.
Blutbild: Leukozytose und Linksverschiebung der Granulozytenreihe;
u. U. Hb ↓, Thrombozyten ↓ oder ↑.
Weitere Diagnostik: ALP ↓ ↓, Knochenmark, Zytogenetik (Philadelphia-Chromosom und BCR-ABL-Gen) zellreich.
Differentialdiagnose: reaktive Leukozytosen (ALP, Auslöser?).
andere myeloproliferative Syndrome (Knochenmark, Zytogenetik, ALP).
Verlauf, Therapie: chronischer Verlauf unter chemotherapeutischer Bremsung.
Transformation in akuten Schub nach Jahren.
Neuerdings Möglichkeit einer Knochenmarktransplantation
bis ~ 50. Lj. prüfen.

Diagnosegang bei chronischer myeloischer Leukämie

Die Situation mit linksverschobener Leukozytose ist bei gleichzeitig meist geringer Anämie und Thrombozytopenie oder Thrombozytose (mit der oft die Ausschwemmung kleiner Megakaryozytenkerne ins Blut korreliert) mit klinischer Milzvergrößerung typisch für eine chronische myeloische Leukämie.

Die „typische" durchschnittliche Zellzusammensetzung zeigt (in einem Kollektiv von Spiers) etwa 2% Myeloblasten, 3% Promyelozyten, 24% Myelozyten, 8% Metamyelozyten, 57% stab- und segmentkernige neutrophile Granulozyten, 3% Basophile, 2% Eosinophile, 3% Lymphozyten und 1% Monozyten. Da hier in über 90% der Fälle bei den Granulozyten das Enzym alkalische Leukozytenphosphatase fehlt, wäre dessen Bestimmung an frischen ungefärbten Ausstrichen in einem Speziallabor der nächste diagnostische Schritt (Abb. **70**).

In 90% der Fälle tragen die blutbildenden Zellen der chronischen myeloischen Leukämie ein Markerchromosom in Form eines anomal konfigurierten Chromosoms 22 *(Philadelphia-Chromosom)*. Es ist aus relativ aufwendigen Chromosomenanalysen aus vitalen, teilungsfähigen Blasten zu bestimmen (eingesandtes Heparinblut). Der Translokation, die zum Philadelphia-Chromosom führt, entspricht ein spezielles Fusionsgen (BCR-ABL), das auch mittels PCR aus reifen Leukozyten nachweisbar ist.

Linksverschiebung bis zu Myeloblasten, Vermehrung von Eosinophilen, Basophilen und Thrombozyten: Verdacht auf chronische myeloische Leukämie

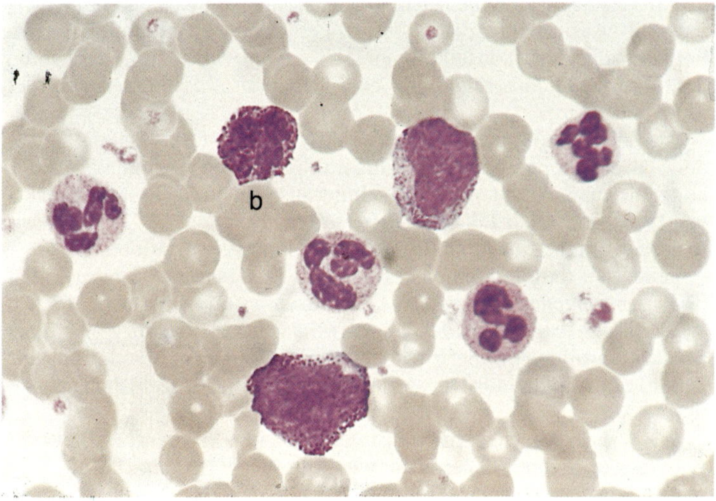

a

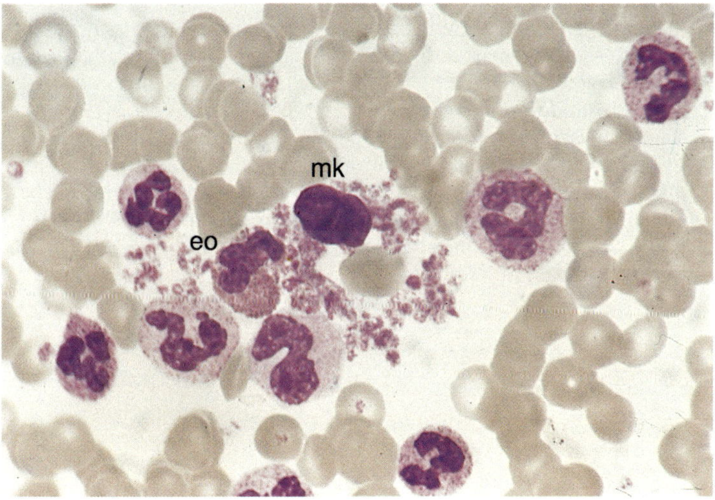

b

Abb. **71** Bunte Zellzusammensetzung im Blut bei chronischer myeloischer Leukämie. **a** Zwei Promyelozyten neben segmentkernigen Neutrophilen und einem Basophilen (b). **b** Neutrophile Stab- und Segmentkernige, ein Eosinophiler (eo) und ein kleiner Megakaryozyt = Mikrokaryozyt (mk) in einem Thrombozytenrasen; Mikrokaryozyten gelangen nur bei myeloproliferativen Erkrankungen ins Blut.

Knochenmarkanalyse bei CML. In einer Reihe von klinischen Situationen sprechen Blultbild, die ALP und die Milzvergrößerung so eindeutig für eine chronische myeloische Leukämie, daß man gerade bei älteren Patienten auf eine Knochenmarkanalyse verzichten könnte. Wo zumutbar sowie bei allen unklaren Konstellationen sollte man nicht darauf verzichten, denn das Knochenmarkbild gibt eine Reihe von Aufschlüssen über den Krankheitsprozeß.

Die Zelldichte ist fast immer erheblich gesteigert; das Zellbild ist von der Granulozytopoese bestimmt, die im chronischen Stadium der Erkrankung mit nur leichter Linksverschiebung ausreift. Im Gegensatz zu reaktiven Leukozytosen liegen *keine Reizerscheinungen* vor (z.B. im Sinne von toxischer Granulation oder Kernplasma-Reifungsdissoziationen).

Reife Neutrophile können gelegentlich *Pseudopelgerform* annehmen (S.43), *eosinophile* und *basophile* Granulozyten sind häufig vermehrt. Die rote Zellreihe ist relativ in den Hintergrund gedrängt. Histiozyten können Glucozerebroside speichern wie bei Morbus Gaucher (Pseudo-Gaucher-Zellen) oder Lipide in Form seeblauer Niederschläge (seeblaue Histiozyten).

Die Megakaryozyten sind meist vermehrt und liegen oft als *Mikrokaryozyten* vor, deren 1 – 2 Kerne nur wenig größer als der eines Promyelozyten sind, ihr Zytoplasma ist in typischer Weise wolkig granuliert wie bei Thrombozytenausreifung.

Beherrschen demgegenüber riesige Megakaryozyten mit hochpolyploiden Kernen bei meist ausgeprägter peripherer Thrombozythämie das Bild, so liegt wohl eine besondere Mischproliferation im Sinne einer „chronisch granulozytär-megakaryozytären Myelose (CMGM)“ vor. Bei fehlendem Nachweis eines BCR-ABL-Gens und mäßiger Leukozytose ist aber hier von einer essentiellen Thrombozythämie auszugehen.

Auch klinischer Verlauf und Labordaten ergeben hier breite Überschneidungen (Tab. **19**), so daß aus klinischer Sicht die CMGM zum guten Teil wie eine CML mit Thrombozythämie zu sehen ist.

Knochenmarkanalyse bei chronischer myeloischer Leukämie nicht obligat, aber zur Differenzierung geeignet

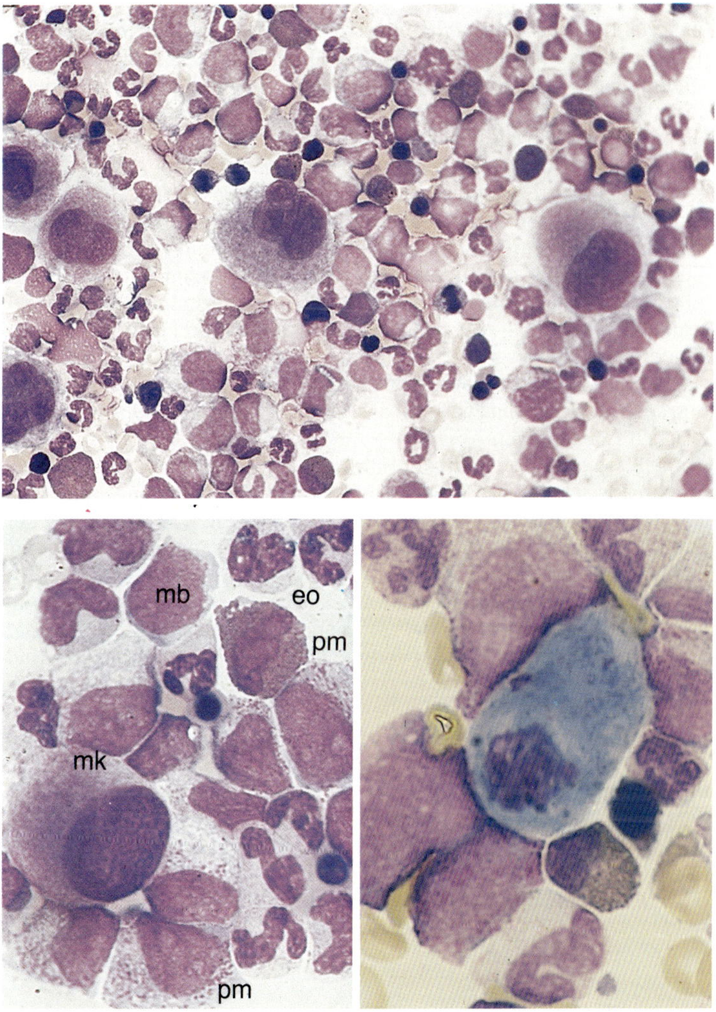

Abb. **72** Knochenmarkzytologie bei chronischer myeloischer Leukämie. **a** Übersicht, polymorphe Zusammensetzung mit Überwiegen der granulozytären Reihe und starker Megakaryozytenvermehrung, oft als Mikrokaryozyten (einkernig). **b** Einzelzellanalyse läßt die Linksverschiebung der Granulopoese erkennen. pm = Promyelozyten, mb = Myeloblast, eo = unreifer Eosinophiler, mk = unreifer kleiner Megakaryozyt (Mikrokaryozyt). **c** „Seeblauer" Histiozyt im Knochenmark bei chronischer myeloischer Leukämie.

Blastenschub der chronischen myeloischen Leukämie

Im Verlauf einer CML, mit oder ohne Therapie spielt die regelmäßige Kontrolle des Differentialausstrichs eine besondere Rolle, da sich nach wechselnden Zeiträumen der relative Blasten- und Promyelozytenanteil deutlich ausdehnt. Wenn beide Fraktionen zusammen 30% erreicht haben und gleichzeitig das Hb unter 10 g/dl und die Thrombozyten unter 100000/μl absinken, muß man einen beginnenden *akuten Schub* annehmen. Häufig geht diesem Blastenschub ein *starker Anstieg der Basophilen* parallel oder voran. Die weitere Blastenexpansion führt – bei meist geringer therapeutischer Beeinflußbarkeit – zu einem Bild, das von einer akuten Leukose nicht immer sicher zu unterscheiden ist. Im Blastenschub kann die alkalische Leukozytenphosphatase ansteigen. Falls die chronische Phase der Erkrankung ohne ärztliche Beobachtung „latent" durchgemacht wurde, können eine Milzvergrößerung, leichte Eosinophilie und Basophilie und gelegentlich Normoblasten neben der beherrschenden Myeloblastenfraktion auch in der akuten Phase auf die Herkunft aus einer chronischen myeloischen Leukämie hinweisen.

Die Blasten können (in 1/3 der Fälle) in dieser Situation zytochemisch u. immunologisch potentiell allen Typen akuter Leukämien angehören und auch den „Phänotyp" lymphatischer Blasten tragen, was als Zeichen der Entdifferenzierung zu werten ist. Extrem selten sind megakaryoblastische oder erythrämische Finalschübe.

Die *Knochenmarkzytologie* ist besonders indiziert, wenn die Klinik (Abgeschlagenheit, Fieber, Knochenschmerzen) für eine Akzeleration der CML spricht, diese sich aber im Blutbild noch nicht sicher abzeichnet. Hier findet sich dann häufig bereits eine weit stärkere Verschiebung zu Blasten und Promyelozyten als im Blut; bei fließenden Übergängen ist ein Anteil dieser unreifen Fraktionen über 30% zur Diagnose eines Schubes ausreichend.

Die übrigen Zellfamilien (Erythropoese, Thrombopoese) sind weitgehend zurückgedrängt; Basophile können gesteigert sein.

Eine materialarme oder trockene (sicca) Punktion weist u. U. auf Fibrose des Marks, wie sie gerade bei lang dauernder Erkrankung häufig komplizierend hinzukommt.

Abb. **74** **a** Rasche Basophilenvermehrung kann Akzeleration der chronischen Myelose anzeigen. **b** Blasten eines myeloblastär-promyelozytären Schubs. **c** Blasten eines lymphoblastischen Schubes der CML. **d** Myelomonozytärer Schub einer CML. ▶

Im Verlauf der chronischen myeloischen Leukämie entwickelt sich eine akute Phase

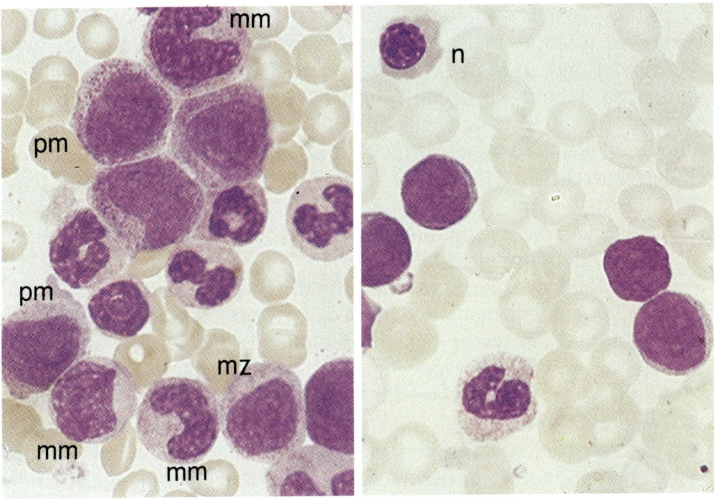

a b

Abb. **73** **a** Beginnender Schub der chronischen Myelose mit starker Linksverschiebung zu teilungsfähigen Zellen (pm = Promyelozyten) neben Myelozyten (mz), Metamyelozyten (mm) und Stabkernigen. **b** Blastenschub der chronischen Myelose. Es entsteht ein Hiatus zwischen den beherrschenden Blasten und reifen Zellen (Stabkerniger). Normoblasten (n) können in jeder Phase vorkommen.

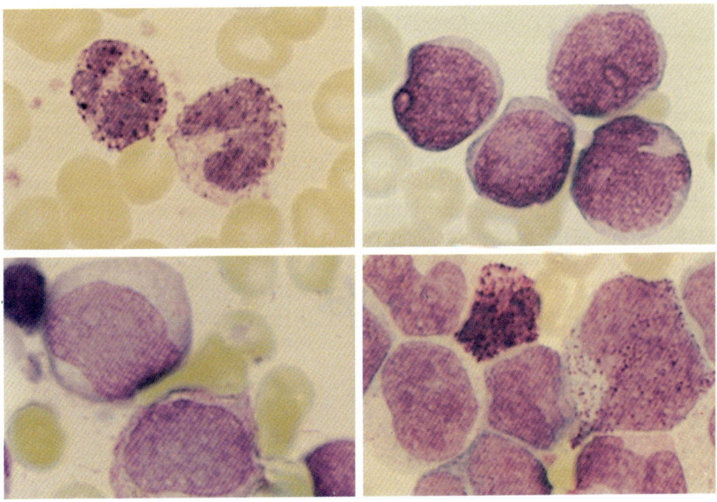

a c b d

Osteomyelosklerose

Wenn bei Anämie, meist mäßiger Leukozytenvermehrung (aber auch -verminderung), Thrombozytopenie oder Thrombozytose und klinisch deutlichem Milztumor neben einer Linksverschiebung bis zu einzelnen Myeloblasten, Eosinophilie und Basophilenvermehrung ein reichlicher *Anteil von roten Vorstufen* (Normoblasten) im Differentialblutbild auffällt, ist der Verdacht auf das Vorliegen einer Osteomyelosklerose (OMS) gegeben. Zur Abgrenzung gegenüber der chronischen myeloischen Leukämie dient vor allem die Bestimmung der alkalischen Leukozytenphosphatase, die erhöht oder normal ausfällt (Abb. **70**).

Eine Osteomyelosklerose erwächst pathomechanisch wohl meist auf dem Boden einer neoplastischen Megakaryozytenvermehrung im Knochenmark und den embryonalen Blutbildungsorganen, vor allem Milz und Leber, mit begleitender und schließlich überwiegender Fibrose = Sklerose des umgebenden Gewebes. Die zentrale Rolle der Megakaryozytenreihe kommt im Blutbild häufig durch Riesenthrombozyten oder gar die Ausschwemmung von kleinen Megakaryozytenkernen (dichtschollig ohne Zytoplasma) zum Ausdruck. Das Bild einer Osteomyelosklerose kann sich *primär* oder *sekundär*, d. h. im Verlauf anderer Erkrankungen, aus dem myeloproliferativen Formenkreis (häufig bei Polycythaemia vera oder idiopathischer Thrombozythämie) ausbilden.

Die Knochenmarkgewinnung stößt auf hartes, verfasertes Material, aus dem sich kaum Einzelzellen gewinnen lassen (Abb. **76**). Hier liegt eine Domäne der Knochenmarkhistologie; so wird auch DD zu reaktiven Fibrosen (parainfektiös, paraneoplastisch) möglich.

Charakteristika der OMS

Erkrankungsalter: meist ab 50. Lj.
Klinik: Anämiezeichen, u. U. Hautjucken, derbe Milzvergrößerung.
Blutbild: meist Trizytopenie, Normoblasten und Linksverschiebung.
Weitere Diagnostik: ALP n/↑, Markverfaserung (Markhistologie).
Differentialdiagnose: Splenomegalien bei Lymphomen oder anderen myeloproliferativen Erkrankungen: Knochenmarkanalyse.
Myelofibrosen bei metastasierenden Tumoren und Entzündungen: keine Splenomegalie.
Verlauf, Therapie: chronischer Verlauf, sehr selten Transformationen; bei Milzdruck u. U. Chemotherapie, Substitutionstherapie.

Bei Milzvergrößerung und unreifen weißen und roten Vorstufen im Blut: Verdacht auf Osteomyelosklerose (OMS)

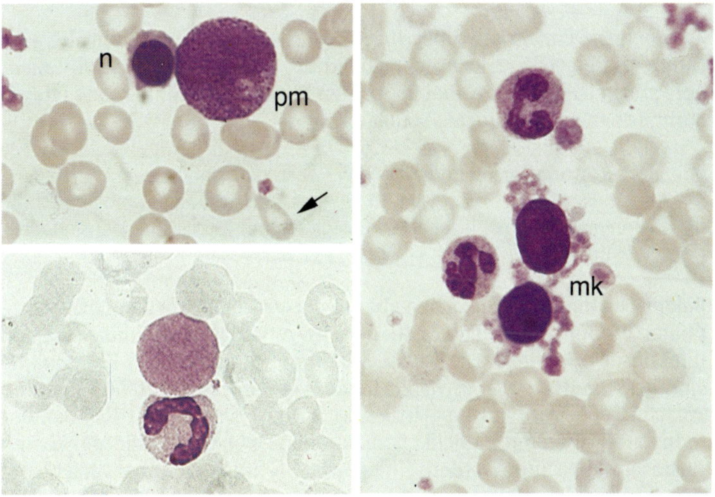

a b c

Abb. **75** Blutbild bei Osteomyelosklerose. **a** Linksverschiebung (pm = Promyelozyt), rote Vorstufen (n = Normoblast) und gelegentlich Erythrozytenanomalien in Form von „Tränenzellen“ (Pfeil). **b** Thrombozytenanomalie in Form eines Riesenthrombozyten (neben einem Stabkernigen). **c** Mikrokaryozyten (mk) im umgebenden Thrombozyten.

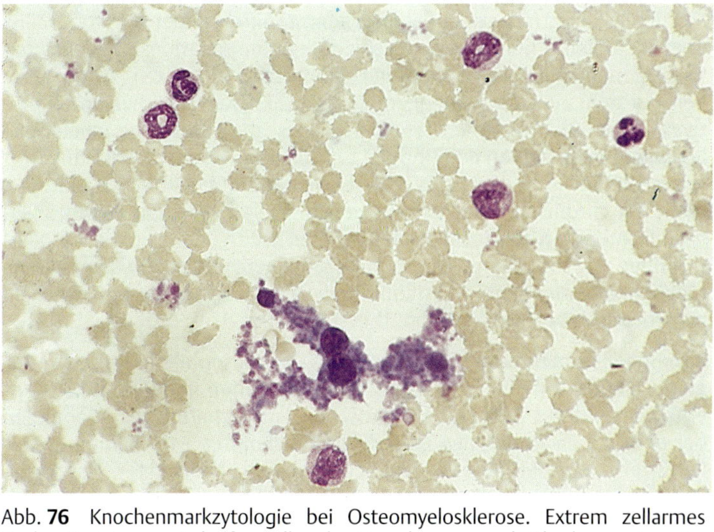

Abb. **76** Knochenmarkzytologie bei Osteomyelosklerose. Extrem zellarmes Mark mit einigen mittelreifen Zellen der Granulopoese und Mikrokaryozyten. Artifizelle Zellarmut schwer ausschließbar, u. U. Histologie nötig.

Eosinophilen- und Basophilenvermehrungen

Eosinophilenvermehrung (über 400/μl, d. h. bei 6000 Leukozyten ab 8% im Differentialblutbild) tritt entsprechend der Zellfunktion (S. 5) vor allem bei *Parasitenbefall* auf, wobei in unseren Breiten Wurminfektionen durch Stuhlproben und Serologie abzuklären sind.

> **!** Speziell Strongyloides stercoralis führt zu starken und gelegentlichen extremen Eosinophilien (u. U. bis 50%). Aber auch Amöben, Lamblien, Schistosomen, Filarien und sogar Malaria gehen mit wechselnden Eosinophilien einher.

Bakterielle Infekte verursachen ebenso wie virale Infekte kaum je Eosinophilien bis auf einen Teil der Patienten mit Scharlach, Mononukleose und infektiöser Lymphozytose. Die zweithäufigste Ursache einer Eosinophilie sind verschiedene *allergische Zustände* wie Asthma, Heuschnupfen und verschiedene Dermatosen (Urtikaria, Psoriasis) sowie medikamenteninduzierte Überempfindlichkeitsreaktionen, wobei fast alle denkbaren Auslöser beobachtet wurden, eine gewisse Häufung aber bei verschiedenen Antibiotika, Goldpräparaten, Hydantoinderivaten, Phenothiazinen und Dextranen auffällt. Von den *Autoaggressionskrankheiten* zeigen vor allem die Sklerodermie und Panarteriitis häufig Eosinophilien. Alle *Neoplasien* können eine „paraneoplastische" Eosinophilie entwickeln, bei der Lymphogranulomatose scheint sie eine besondere Rolle im Pathomechanismus zu spielen, ist aber auch hier nur inkonstant nachweisbar.

Ein spezielles *Hypereosinophiliesyndrom* mit extremen Werten (meist über 40%) geht klinisch mit verschiedenen Kombinationsmöglichkeiten von Splenomegalie, Herzvitien und pulmonalen Infiltraten (Löffler) einher und steht zwischen Autoaggressionskrankheiten und myeloproliferativen Syndromen. Von den *Leukämien* weist die chronische myeloische Leukämie meist neben den übrigen typischen Kriterien (S. 114) eine mittelgradige Eosinophilie auf. Wenn sie das Blutbild beherrscht, kann man von einer chronischen Eosinophilenleukämie sprechen. Ein akutes, absolutes Dominieren von Eosinophilen bei gleichzeitigem Absinken von Neutrophilen, Erythrozyten und Thrombozyten erinnert an die sehr seltene Möglichkeit einer akuten Eosinophilenleukämie, die in dieser Form auch zytochemisch belegbar ist (Naphthol-ASD-Chlor-Acetatesterase).

Basophilenvermehrung. Eine Vermehrung der basophilen segmentkernigen Granulozyten über 2 – 3% bzw. 150/μl ist selten und wird inkonstant entsprechend der immunregulatorischen Eigenschaften der Basophilen bei *allergischen Reaktionen* (gegen Nahrungsmittel, Medikamente oder Parasiten – speziell Filarien und Schistosomen) beobachtet, also meist dann, wenn auch eine Eosinophilie auffällt. Von *Infektionen* können Tuberkulose und Varizellen eine Basophilie aufweisen, von *Stoffwechsel-*

Eosinophilie und Basophilie sind meist Begleitphänomene bei starken reaktiven Zuständen

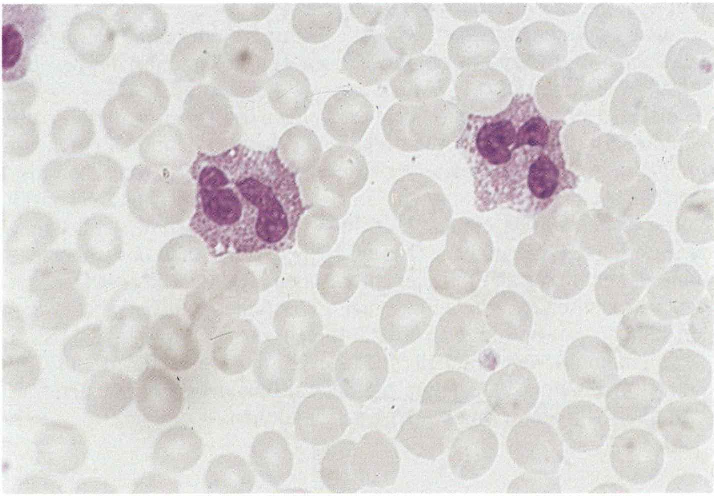

Abb. **77** Eosinophilie im Blutbild. Beachte den kugeligen Charakter der Granulation im Gegensatz zur stippchenförmigen toxischen Granulation (Abb. **17**).

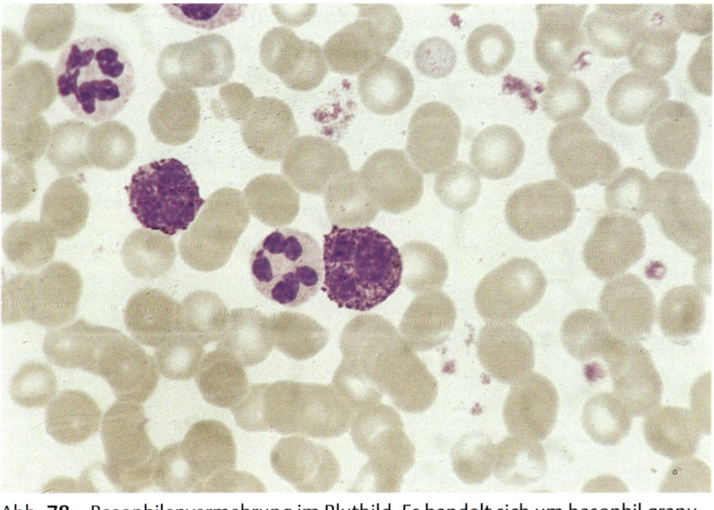

Abb. **78** Basophilenvermehrung im Blutbild. Es handelt sich um basophil granulierte Segmentkernige (im Gegensatz zu unsegmentierten basophilen Gewebsmastzellen).

krankheiten das Myxödem und Hyperlipidämien. Autonome Proliferationen kommen im myeloproliferativen Formenkreis bis zu einer „chronischen Basophilenleukämie“ vor. Die höchst seltene *akute Basophilenleukämie* reift im Mark nur bis zum Promyelozytenstadium der Basophilen aus und ähnelt der M_3-AML (S. 94).

Als Ausdruck von idiopathischen Störungen der Knochenmarkfunktion ist eine Basophilenvermehrung relativ konstantes Phänomen bei *myeloproliferativen Syndromen* wie der Osteomyelosklerose, chronischen myeloischen Leukämie und Polyzythämie neben den spezifischen Zeichen. Ein Vorherrschen von Basophilen berechtigt bei linksverschobener Leukozytose und Splenomegalie zur Diagnose einer *chronischen Basophilenleukämie* als seltene Sonderform der chronischen Myelose. Die gewebsständigen Verwandten der segmentkernigen Basophilen, die Gewebsmastzellen, können eine unlimitierte Proliferation in Form der reversiblen Urticaria pigmentosa der Kindheit oder der *systemischen Mastozytose* des Erwachsenenalters induzieren, bei der im Blut neben Mastzellen auch basophile Segmentkernige vermehrt sein können.

Störungen der Erythrozyten und Thrombozyten

Klinisch relevantes Einteilungsprinzip der Anämien nach dem Hb-Gehalt des einzelnen Erythrozyten (MCH)

Vom rationellen Procedere ist in der heutigen Diagnostik eine synchrone Bestimmung der Erythrozytenzahl und des Hämoglobingehaltes im Gesamtblut (auf 100 ml berechnet) vorauszusetzen. Dies erlaubt nach der einfachen Formel (S. 14)

$$\frac{\text{Hb (g/dl)} \cdot 10}{\text{Ery}}$$

die Ermittlung des Hb-Gehaltes des einzelnen Erythrozyten (Hb_E oder MCH = mittleres Zellhämoglobin). Daneben können das mittlere Zellvolumen, der Hämatokrit, die mittlere Zellhämoglobinkonzentration und die Erythrozytengröße herangezogen werden (Tab. **20**; Methoden S. 14, Normalwerte Tab. **2**, S. 13). Trotz dieser Vielfalt an Meßgrößen stützt sich die praktische Diagnostik bei Hb- und/oder Erythrozytenmangel differentialdiagnostisch vor allem auf den durchschnittlichen Farbstoffgehalt der Erythrozyten (MCH = Hb_E), und die meisten Anämieformen lassen sich in klassischer Weise bei Einhalten, Unter- oder Überschreiten der Normgrenze von 26 – 32 pg (1,61 – 1,99 fmol) als *normo-*, *hypo-* oder *hyperchrom* einstufen. Darüber hinaus gibt die Bestimmung der *Retikulozyten* (S. 15) wichtige pathophysiologische Auskünfte. Anämien mit gesteigerter Erythrozytenbildung lassen hohe Retikulozytenwerte erwarten (hyperregeneratorische Anämien), solche mit gedrosselter Erythrozytenproduktion weisen niedrige Retikulozytenwerte auf (Tab. **20**).

Dabei ist allerdings zu beachten, daß hyporegeneratorische Anämien aufgrund von Baustoffmangel (Fe oder Vitamine) nach kurzfristiger therapeutischer Zufuhr von Eisen oder Vitaminen sehr rasch hyperregeneratorisch imponieren können (bis zur wünschenswerten „Retikulozytenkrise“).

Die praktische Anämieeinteilung orientiert sich am MCH:

- 25 – 32 pg – normochrom,
- unter 26 pg – hypochrom,
- über 32 pg – hyperchrom.

Hypochrome Anämien

Eisenmangelanämie

Am häufigsten sind hypochrome Anämien. Ihre verbreitetste Ursache sind Eisenmangelsituationen verschiedener Genese (Abb. **79**). Um echten Eisenmangel rasch von Eisenverteilungsstörungen (sekundäre Anämie S. 132) zu unterscheiden, ist Bestimmung von *Eisen* und *Ferritin* nötig.

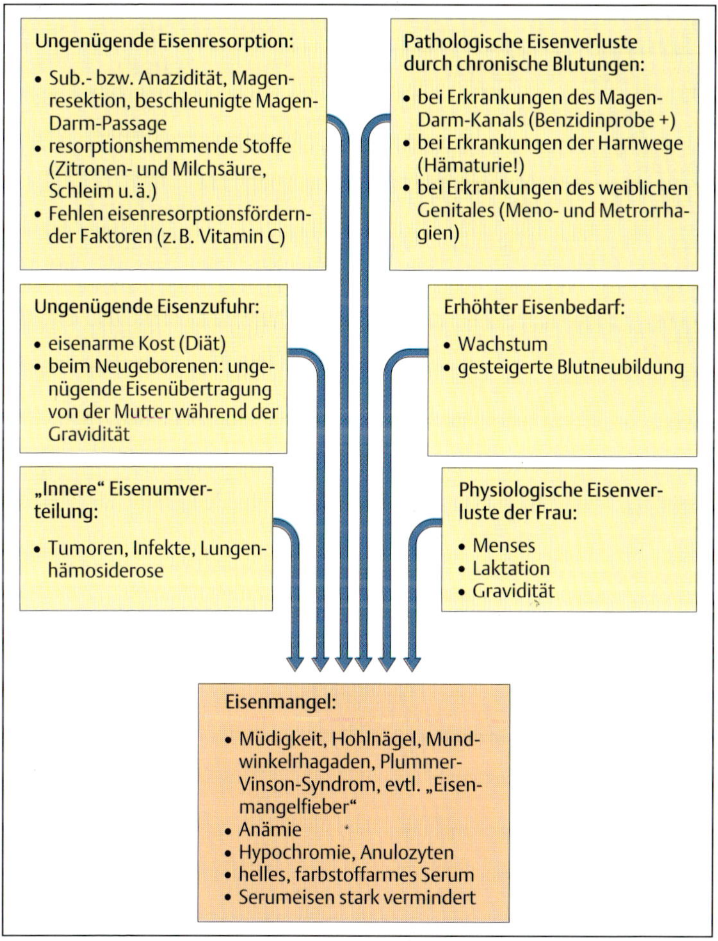

Abb. **79** Die wichtigsten Ursachen des Eisenmangels (nach Begemann).

Tabelle **20** Diagnostische Konstellation und Diagnosegang bei den wichtigsten Störungen der roten Reihe

Klinik	Hb	MCH	Erythrozytenmorphologie	Retikulozyten	Leukozyten	Segmentkernige (%)	Lymphozyten (%)	Andere Zellen	Thrombozyten
Müdigkeit Blässe (Dysphagie)	↓	↓	Anulozyten Anisozytose	↓	n	n	n	–	n/↑
u. U. Fieber Gewichtsverlust	↓	↓	Anisozytose Polikilozytose	↓	n/↑	n	n	u. U. Eosinophile ↑ Monozyten ↑ Linksverschiebung	n
Unklare Symptome	↓	↓/n/↑	alle Größen (bimorph)	↓	n/↓	n	n	–	n/↓
Akute Blutung	↓	n	n	n	n	(↑)	(↓)	–	n/↓ /↑
Subikterus	↓	n	n oder path. u. U. Kugelzellen	↑ ↑	n/↓	n	n	u. U. Normoblasten	n/↓
Milz ↑	↓	↓	Targetzellen	↑	n	n	n	u. U. Normoblasten	n
Blässe u. U. Infektions- und Blutungszeichen	↓	n	n	↓↓	↓	↓	↑	u. U. Monozyten ↑	↓↓
Strohblässe u. U. Alkoholanamnese	↓	↑	Makrozyten	↓	↓	↓	↑	u. U. übersegmentierte Granulozyten u. U. Normoblasten	↓/n
Plethora evtl. Milz	↑	n	n	n	n/↑	n	n	–	n/↑
Akute Blutungsneigung	↓	n	n	(↑)	n	n	n	–	↓↓

Diagnostische Schritte in der Reihenfolge von links nach rechts. Bei | ist der nächste Schritt in der Regel überflüssig, bei ⁝ fakultativ, bei → obligatorisch. n = Normalwert, ↓ = erniedrigt, ↑ = vermehrt, ( ) Untersuchung nicht relevant

BSG	Elektrophorese	Fe	Ferritin u.a.	Transferrin	Verdachtsdiagnose	Belege/weiterführende Diagnostik	Knochenmark	Ausführlicher Text
n	n	↓	Ferritin ↓	↑	**Eisenmangelanämie**	Suche nach chronischer Blutung Fe-Resorption überprüfen	Erythropoese ↑ Sideroblasten ↓ Makrophageneisen ↓	S. 130
↑	u. U. α_2↑ γ↑	↓	Ferritin n/↑	↓	**„sekundäre Anämie" (infektiös, toxisch, paraneoplastisch)**	Auslösersuche	Erythropoese ↓ Sideroblasten ↓ Makrophageneisen ↑	S. 132
n	n	↑	n/↑	↓	**„sideroachrestische Anämie" Myelodysplasie**	⟶	Erythropoese ↑ Ringsideroblasten	S. 136
n	n	n/↓	–	n/↑	**Blutungsanämie**	Suche der Blutungsquelle und Ursache	(Erythropoese ↑)	S. 140
n	n	n	Haptoglobin ↓↓	(n/↓)	**hämolytische Anämie,**	osmotische Resistenz, Coombs-Test,	(Erythropoese ↑, Rechtsverschiebung) starke Fe-Speicherung	S. 141
n	n	n	Haptoglobin ↓↓		**speziell: Thalassämie**	Hb-Elektrophorese usw.		
↑	n	↑/(n)	n/↑	(↓/n)	**aplastische Anämie oder Knochenmarkkarzinose**	Auslösersuche Tumorsuche	Hypoplasie aller Reihen- oder Karzinomzellen	S. 148, 152
n	n	n/↑	Vitamin B_{12} und/oder Folsäure	(↓)	**megaloblastische Anämie**	Gastroskopie. Antikörpernachweis, u. U. Schilling-Test	Erythropoese „megaloblastisch"	S. 154
n/↓	n	↓	↑	↑	**Polyzythämie, DD: Polyglobulie**	ALP, Verlauf	Erythropoese ↑	S. 164
n	n	↓	Blutungszeit ↑↑ PTTn	–	**thrombozytopenische Purpura (ITP)**	Auslösersuche, u. U. Antikörper ⟶	Megakaryozyten vermehrt	S. 166

Tabelle **21** Normbereiche für Eisen und seine Transportproteine

	Alte Einheiten	SI-Einheiten
Serumeisen		
Neugeborene	150–200 µg/dl	27–36 µmol/l
Erwachsene		
♀	100–120 µg/dl	18–22 µmol/l
♂	80–100 µg/dl	14–18 µmol/l
TEBK	300–350 µg/dl	54–63 µmol/l
Transferrin	250–450 µg/dl	2,5–4,5 g/l
Serumferritin	30–300 µg/l	

Transferrin- und TEBK-Bestimmung sind dadurch meist überflüssig. Bei Einsendungen ist niedrigtourig abzentrifugiertes Serum vorzuziehen, da bei Vollblut im Transport mechanische Erythrozytenzerstörung Eisen freisetzt. Tab. **21** gibt die Alters- und Geschlechtsabhängigkeit der Serumeisenwerte wieder.

Hinsichtlich der oben dargelegten Ursachen eines Eisenmangels bleibt zu betonen, daß *akute* Blutverluste eine normochrome Anämie hervorrufen; nur *chronische* Blutungen bzw. Zustände nach stärkeren akuten Blutungen machen sich über einen resultierenden Eisenmangel als hypochrome Anämien bemerkbar.

Zellbild bei Eisenmangelzuständen. Bei Erniedrigungen des Serumeisens im Rahmen einer hypochromen Anämie unter die alters- und geschlechtsabhängigen Normwerte führt die Erythrozytenmorphologie am raschesten und rationellsten weiter. Hypochrome Anämien auf dem Boden eines Eisen- und folgenden Farbstoffmangels (bei exogenem Mangel oder endogen-physiologisch gesteigertem Bedarf, s. Abb. **79**) weisen in der Regel *keine starke Größenvarianz oder Formstörung* der Erythrozyten auf. Erst bei deutlicher Anämieausprägung (etwa ab 11 g/dl ≙ 6,27 mmol/l Hb) treten relativ kleine Erythrozyten *(Mikrozyten)* mit entsprechend vermindertem MCV und MCH und solche mit graubasophiler Anfärbung („polychromatische" Erythrozyten) als Zeichen ungenügender Hämoglobinisierung auf. Bei relativ großen polychromatischen Erythrozyten handelt es sich um Retikulozyten, deren spezifische Merkmale die Supravitalfärbung darstellen kann (S. 144).

Erst bei schwerem Farbstoffmangel (unter 8 g/dl ≙ 4,96 mmol/l) zieht sich der Farbstoff im Erythrozyten auf den Randwulst zurück, und es resultiert eine ringförmige hämoglobinisierte Zelle *(Anulozyt)*.

Graublaue Erythrozyten = Polychromasie als Anfangszeichen einer Eisenmangelanämie, Ringzellen = Anulozyten bei fortgeschrittenen Fällen

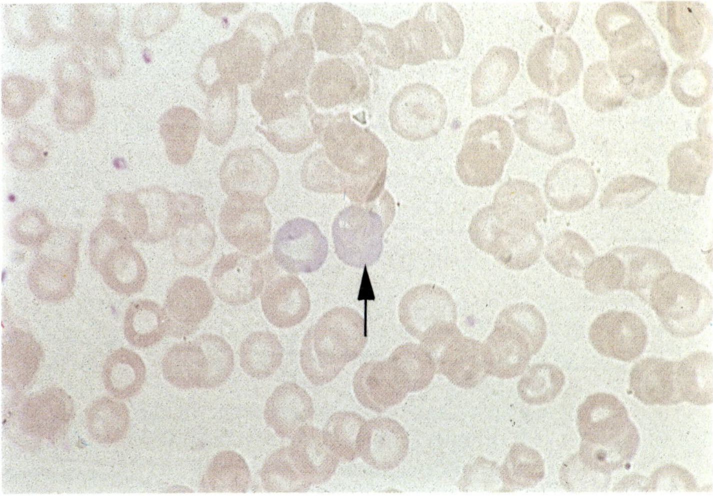

Abb. **80** Erythrozyten bei leichter Eisenmangelanämie. Vorwiegend kleine Erythrozyten (Mikrozyten), vereinzelt Blaufärbung (Polychromasie) (Pfeil), keine stärkere Formvarianz.

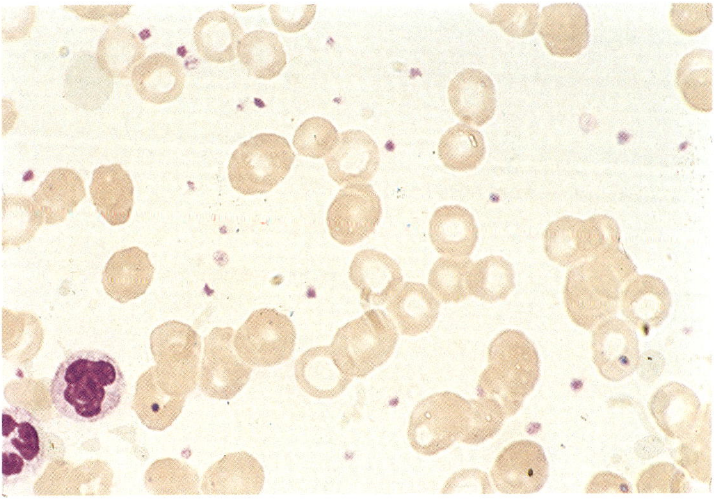

Abb. **81** Anulozyten bei schwerer Eisenmangelanämie. Das Hämoglobin ist z. T. bis auf einen dünnen Ring zurückgezogen.

Hypochrome „infektiös-toxische" Anämie (sekundäre Anämien)

Unter den verschiedenen Ursachen des Eisenmangels, wie sie Abb. **79** (S. 127) wiedergibt, stellt eine innere Eisenverschiebung aufgrund eines „Eisensoges" des RES bei *Infekten, toxischen Prozessen, Autoaggressionskrankheiten* und *Tumoren* eine besondere Situation dar. Da hier die Anämie ein Folgephänomen ist, wird auch der Terminus „sekundäre Anämie" benutzt. Der MCH = Hb_E ist hypochrom (selten normochrom) so daß der Erythrozytenmorphologie eine besondere Rolle zukommt. Hier fallen im Gegensatz zu den exogenen Eisenmangelanämien je nach Stärke der Grunderkrankung häufig folgende Phänomene auf:

- *Anisozytose* im Sinne starker Größenschwankungen der Erythrozyten über die gewohnte Streubreite hinaus. Diese Anisozytose führt dazu, daß in fast jedem Blickfeld einzelne Erythrozyten auffallen, die doppelt bzw. halb so groß sind wie ihre Nachbarn.
- *Poikilozytose* liegt vor, wenn neben der normalen runden Form gehäuft ovale, birnen- oder tropfenförmige Erythrozyten auffallen.
- *Polychromasie* ist das dritte Phänomen in dieser Reihe unspezifischer Zeichen gestörter Erythrozytenreifung und bezeichnet eine zarte Graublaufärbung der Erythrozyten im Sinne eines stark verminderten Hämoglobingehaltes dieser unreifen Zellen.

Die Retikulozytenzahl ist bei „infektiös-toxischer" Anämie so gut wie immer erniedrigt, es sei denn, eine Hämolyse oder ein akuter Blutverlust bestehen parallel.

Starke Variabilität der Erythrozytenform: Verdacht auf infektiös-toxische Anämie

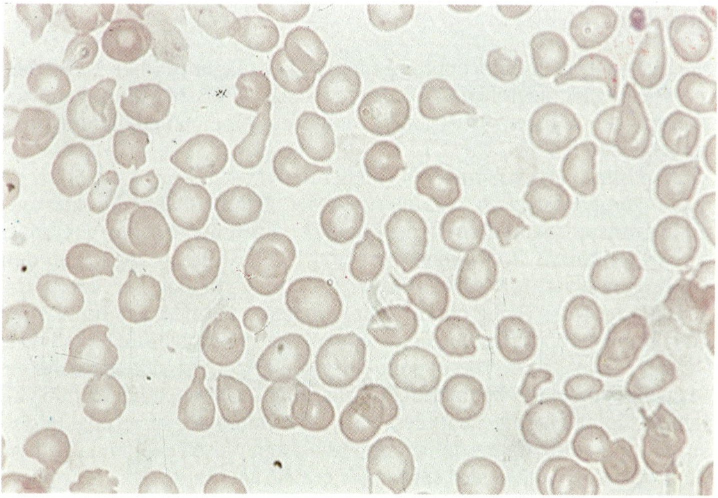

Abb. **82** Erythrozytenmorphologie bei infektiös-toxischer Anämie. Starke Größenvarianz (Anisozytose) und Formenvielfalt (Poikilozytose).

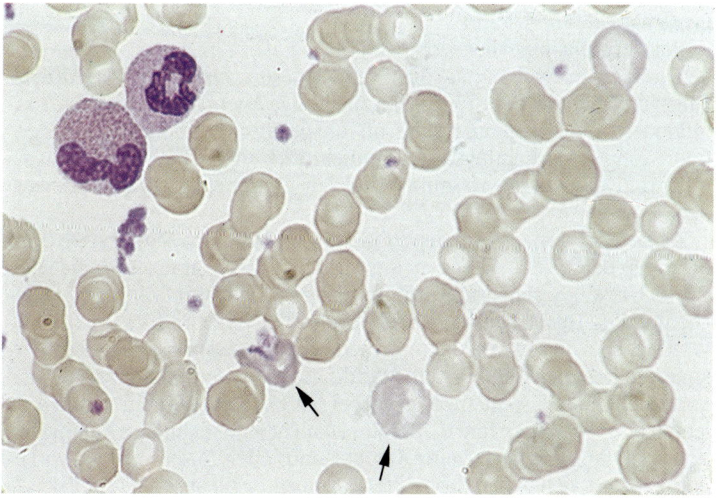

Abb. **83** Infektiös-toxische Anämie. Starke Variabilität mit Anisozytose, Poikilozytose und Polychromasie (Pfeil). Toxisch granulierter Stab- und Segmentkerniger als Zeichen eines reaktiven Prozesses.

Knochenmarkzytologie bei der Diagnose hypochromer Anämien

Selten ist bei voller Ausschöpfung aller übrigen diagnostischen Methoden die Knochenmarkzytologie hier streng indiziert (Tab. **20**). Meist kann sie allerdings in unklaren Situationen wenigstens eine maligne Erkrankung ausschließen helfen.

Bei **Eisenmangelanämie** verschiedenster Ursachen wird die Erythropoese kompensatorisch stimuliert. In der Zellverteilung des Markers nimmt entsprechend der relative Anteil der erythropoetischen Vorstufen zu, das Verhältnis Erythropoese zu Granulopoese steigt zugunsten der Erythropoese von 1 : 3 in Richtung 1 : 2, jedoch kaum darüber hinaus. Innerhalb der roten Reihe nehmen die unreiferen Formen, Erythroblasten und Proerythroblasten im Sinne einer „Linksverschiebung" relativ zu (Normwerte s. Tab. **4**). Diese roten Vorstufen zeigen meist keine sicheren Formanomalien, das Zytoplasma ist allerdings auch noch bei Normoblasten basophil, entsprechend der schlechten Hämoglobinisierung. In der Eisenfärbung des Markes fehlen „Sideroblasten", also Fe-Granula-haltige Normoblasten, völlig oder sind stark erniedrigt (unter 10%, Normwert 30–40%). Konstant fehlt bei exogenem Fe-Mangel mit Anämie Eisen in den Makrophagen des Knochenmarkretikulums.

Megakaryozyten sind bei chronischen Blutungen als Ursache des Eisenmangels fast immer vermehrt, können aber auch bei Fe-Mangel anderer Ursache gesteigert proliferieren (was zu Thrombozytenvermehrung bei Eisenmangel führen kann).

Bei *„infektiös-toxischer" = sekundärer Anämie* ist im Gegensatz zur exogenen Eisenmangelanämie die Erythropoese meist eher unterdrückt; Linksverschiebung und spezifische qualitative Anomalien fehlen. Die Granulopoese überwiegt und zeigt oft unspezifische „Reizerscheinungen" und Kernplasma-Reifungsdissoziationen (z. B. noch basophiles Plasma mit promyelozytärem Granula bei reifen, „striemigen" Myelozytenkernen).

Je nach Art des auslösenden Prozesses sind oft auch Monozyten, Lymphozyten oder Plasmazellen mäßig vermehrt, Megakaryozyten sind gelegentlich etwas gesteigert. Richtungweisend ist die Eisenfärbung des Knochenmarkes. Der „Eisensog" des „Retikulum"zellsystems führt zu intensiver Eisenspeicherung in Makrophagen (Abb. **86**), während die roten Vorstufen so gut wie eisenfrei sind. Allerdings gibt es Kombinationen, wo ein vorbestehender Eisenmangel auch bei „infektiös-toxischem" Prozeß zu leeren Eisenspeichern führt. Überdies ist nicht jede sekundäre Anämie hypochrom; falls z. B. gleichzeitig Alkoholismus oder Vitaminmangel vorliegen, kann sie sich hyperchrom oder normochrom ausprägen (S. 156).

In seltenen Fällen führt Knochenmarkzytologie bei hypochromen Anämien weiter

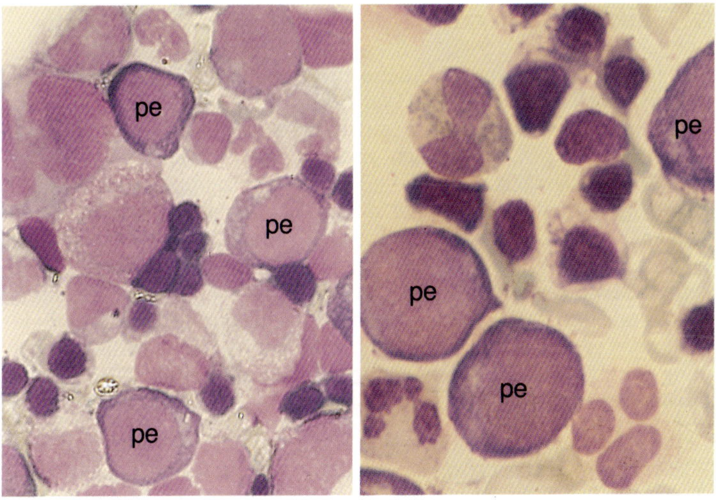

Abb. **84** Knochenmark bei Eisenmangelanämie. Gesteigerte und linksverschobene Erythropoese. pe = Proerythroblasten.

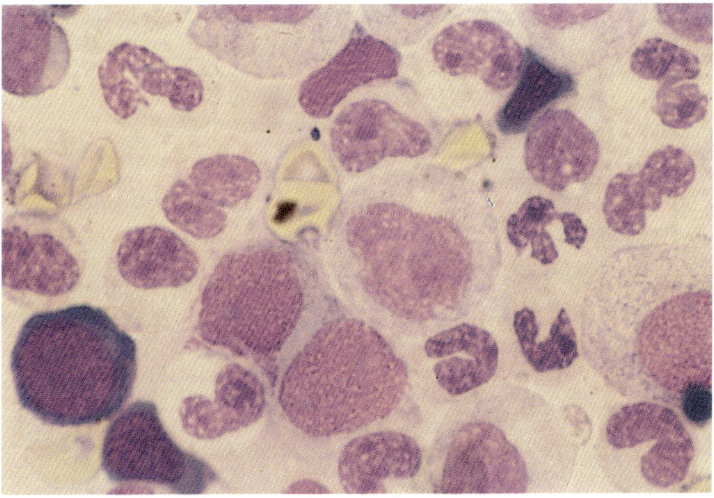

Abb. **85** Knochenmark bei „infektiös-toxischer" Anämie mit reduzierter Erythropoese und reaktiver Granulopoese.

Hypochrome sideroachrestische Anämien (z. T. auch normo- oder hyperchrom)

Eine hypochrome Anämie, bei der die Überprüfung des Serumeisenspiegels hochnormale oder erhöhte Werte erbringt und die Erythrozyten eine *starke Anisozytose, Poikilozytose* (mit durchschnittlich erniedrigtem MCV) und *Polychromasie,* u.U. auch zarte *basophile Tüpfelung* aufweisen (Abb. **105**), ist verdächtig auf eine Störung der Utilisation des reichlich vorhandenen Eisens im Sinne einer sideroachrestischen („Eisen-nicht-nutzenden") Anämie. Dieser Verdacht läßt sich durch das *Knochenmarkbild* weiter abklären. Im Gegensatz zur infektiös-toxischen Anämie ist die rote Zellreihe breit vertreten. Das entscheidende Diagnostikum ist hier die Eisenfärbung des Markes, in der die eisentragenden roten Vorstufen (Sideroblasten) vermehrt zur Darstellung kommen (daher auch die Bezeichnung „sideroblastische Anämie"). Sie tragen das Eisen häufig ringförmig um den Kern gelagert („Ringsideroblasten").

Die sideroachrestischen Anämien haben vielfältige Ursachen:

- *Hereditäre sideroachrestische Anämien* sind sehr selten, meist X-chromosomal rezessiv vererbt, also bei männlichen Trägern unregelmäßig manifest.
- *Medikamentöse und diätetische Einwirkungen* mit dem Effekt einer Sideroachresie wurden gelegentlich für Phenazetin, Paracetamol und Isoniazid beschrieben. Auch chronischer Alkoholismus hat sideroachrestische Wirkungen, prägt sich jedoch meist als hyperchrome Anämie aus.
- *Chronische Bleivergiftungen* führen über eine Störung der Hämsynthese zur Sideroachresie mit hypochromer Anämie. Hier ist die basophile Tüpfelung der Erythrozyten besonders ausgeprägt (Beleg durch Bestimmung der Bleispiegel- und Deltaaminolävulinsäureausscheidung).
- *Systemische Grunderkrankungen* können über unklare Mechanismen zur Sideroachresie führen. So wird sie unregelmäßig bei Plasmozyten, Lymphomen oder myeloproliferativen Erkrankungen, aber auch bei primär chronischer Polyarthritis beobachtet. Eine hämolytische Anämie mit Zeichen der Sideroachresie stellt die Thalassämie dar (S. 138).
- *Idiopathische sideroachrestische Anämien* (ohne eine der obigen Erklärungsmöglichkeiten) fallen meist erst jenseits des 60. Lebensjahres auf und betreffen zunächst nur einen Teil der Erythropoese, so daß nebeneinander hypo-, hyper- und normochrome Erythrozyten existieren und die Gesamtbilanz nicht immer hypochrom sein muß. Die Mehrzahl dieser lang bekannten Erkrankungen ist identisch mit einzelnen Formen des *myelodysplastischen Formenkreises,* speziell der „refraktären Anämie" und der „refraktären Anämie mit Ringsideroblasten" (S. 106).

! Sideroachrestische Anämien gehören meist zu prämalignen Störungen des myelodysplastischen Syndroms (S. 104).

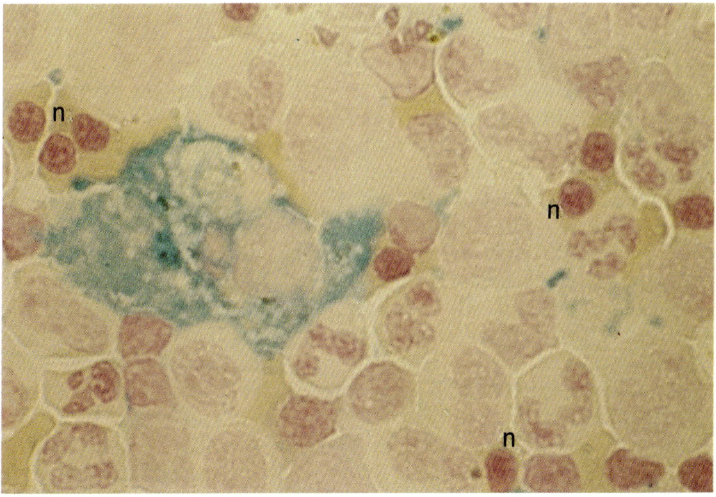

Abb. **86** Eisenfärbung des Knochenmarks bei infektiös-toxischer Anämie: starker Eisengehalt in Makrophagen, während die Normoblasten (n) eisenfrei sind.

a
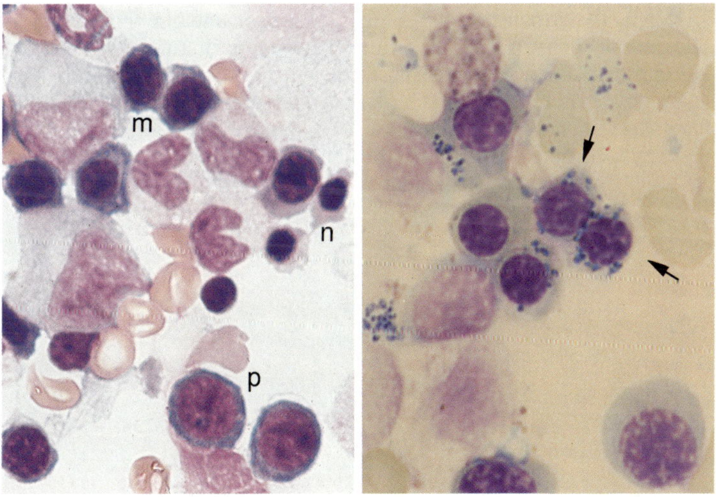

b

Abb. **87** Knochenmark bei sideroachrestischer Anämie. **a** Gesteigerte Erythropoese mit relativer Anhäufung früher Reifungsstufen. p = Proerythroblasten, m = Makroblasten, n = Normoblasten. **b** Die Eisenfärbung weist in fast allen Normoblasten Granula nach, die z. T. ringförmig den Kern umlagern = Ringsideroblasten (Pfeile).

Hypochrome Anämien mit Hämolyse

Thalassämien

Eine spezielle Situation stellt eine meist bei Patienten aus dem Mittelmeerraum auftretende hypochrome Anämie mit normaler Erythrozytenzahl, erniedrigtem MCH und klinischer Splenomegalie dar, bei der sich bei Durchsicht des Ausstrichs Erythrozyten mit einer zentralen Hämoglobininsel finden *(„Schießscheiben-" oder „Targetzellen")*. Diese Zellen beherrschen keineswegs das Blutbild, sondern tragen an guten Ausstrichstellen maximal zur Hälfte dieses Charakteristikums neben deutlicher Anisozytose und häufiger basophiler Tüpfelung. Gelegentlich anzutreffende *Normoblasten* weisen ganz allgemein auf Steigerungen der Erythropoese hin. Obwohl auch die *Targetzellen nicht spezifisch* sind, sondern u. a. bei schwerem Eisenmangel oder Verschlußikterus vorkommen können, gibt die dargelegte Konstellation Anlaß, eine Hämoglobinelektrophorese anzusetzen bzw. einzusenden (ACD-Blut in einer Verdünnung von 1 : 10). Wenn diese zeigt, daß die Hämoglobinfraktion HbA_2signifikant vermehrt ist, ist die Diagnose einer *Thalassaemia minor* als der heterozygoten Form gesichert. Die homozygote *Thalassaemia major* ist ein weit schwereres und seltenes Krankheitsbild. Unter den Blutbildveränderungen fällt bei dieser Form neben den Targetzellen die Zahl roter Vorstufen auf; in der Hb-Elektrophorese überwiegt HbF.

Durch ein normales oder erhöhtes Serumeisen und ein Knochenmarkbild mit reichlicher Eisenspeicherung in den roten Vorstufen *und* den Retikulumzellen lassen sich die Thalassämien diagnostisch von Eisenmangelanämien abgrenzen und als symptomatische sideroachrestische Anämieform einordnen. Sie nehmen unter den hämolytischen Anämien durch diese hypochrome Ausprägung eine Sonderstellung ein, da hämolytische Anämien anderer Ursachen in der Regel normochrom verlaufen (S. 141).

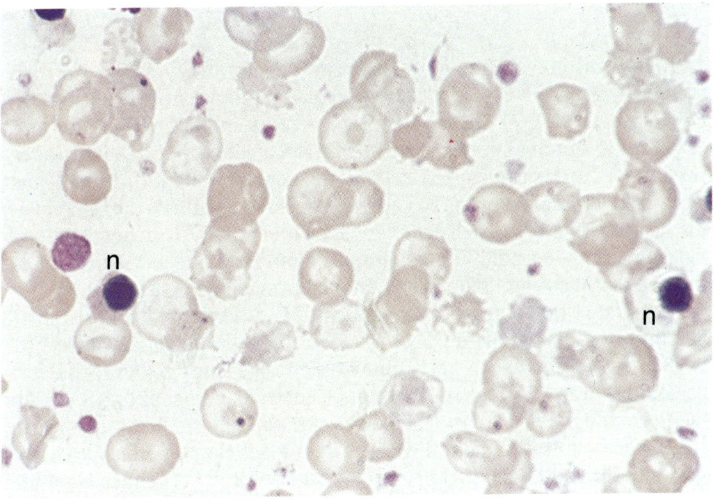

Abb. **88** Blutbild bei Thalassaemia minor. Starke Aniso- und Poikilozytose; öfter Erythrozyten mit zentraler Hämoglobininsel = Targetzellen; im hämolytischen Schub gehäuft Normoblasten (n).

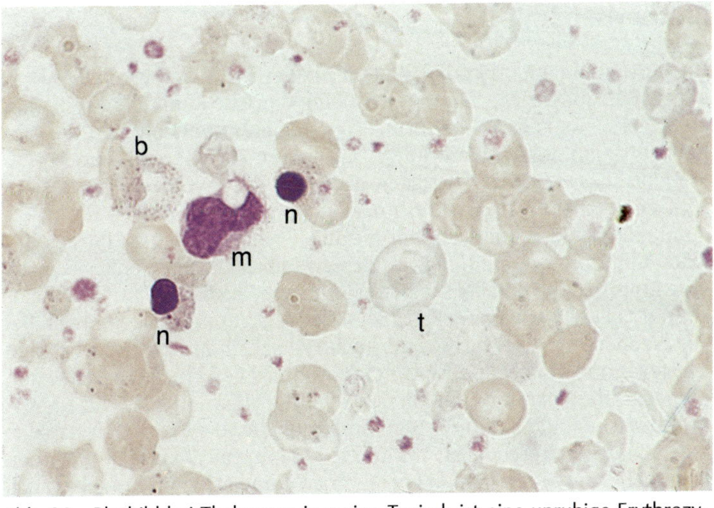

Abb. **89** Blutbild bei Thalassaemia major. Typisch ist eine unruhige Erythrozytenmorphologie mit Targetzellen (t), Normoblasten (n) und basophiler Tüpfelung (b). Ein Monozyt (m) scheint einen Erythrozyten zu phagozytieren.

Normochrome Anämien

Anämien mit einer Hämoglobinisierung der Erythrozyten im Normbereich 26–32 pg ≙ 1,61–1,99 fmol) und einem durchschnittlich normalen Zellvolumen (MCV 77–91 fl) lassen sich vereinfacht durch *3 Mechanismen* erklären: a) durch akute *Blutverluste* bei noch ausreichenden Baustoffreserven; b) durch gesteigerten *Zellumsatz,* der durch Reutilisation des jeweils freiwerdenden Eisens zu keiner Hypochromie führt – dies ist typisch für fast alle *hämolytischen Anämien* verschiedenster Ursachen; c) durch *Supprimierung* der Zellbildung bei normalem Eisenangebot – dies ist die Gruppe der *hypo- bis aplastischen Anämien* verschiedener Ursachen.

Eine erste Unterscheidung ermöglicht hier differentialdiagnostisch die Bestimmung neugebildeter Erythrozyten über die *Retikulozytenzahl,* da bei Form a) Normalwerte, bei b) eine starke Steigerung und bei c) eine starke Reduktion zu erwarten ist. Die relative Retikulozytenzählung (S. 15) gibt hier ausreichend richtungsweisende Werte. Als weiterer Parameter für gesteigerten Zellumsatz dient die Bestimmung des Haptoglobins. An dieses α_2-Globulin bindet sich bei Erythrozytenzerfall freiwerdendes Häm und wird mit diesem Trägerprotein in der Leber katabolisiert. Anstieg des Hämanfalls führt zum raschen Absinken des Haptoglobinspiegels (normal 50–150 mg/dl [0,5–1,5 g/l]) bis auf nicht mehr meßbare Werte.

Blutungsanämie

Die Blutungsanämie wird bei akutem Blutverlust in der Regel vor allem klinisch diagnostiziert. Schwer ist es, eine typische Blutbildkonstellation anzugeben: Anfangs ist bei erniedrigtem Gesamtblutvolumen die Hb-Konzentration durch „Eindickung" sogar normal; innerhalb von 12–36 Stunden strömt Gewebsflüssigkeit nach, und die Anämie mit normalem Hb-Gehalt eines einzelnen Erythrozyten wird deutlich. Vom 3. Tag an beginnt eine Retikulozytenvermehrung, die je nach Stärke der Blutung 50–150‰ mit Gipfel am 7.–10. Tag erreichen kann. Jetzt treten polychromatische Erythrozyten und bei schweren Blutungen auch einzelne Normoblasten auf (bis zu $^5/_{100}$ weiße Zellen). Bei schweren Blutungen beginnt parallel zur Neubildung der Erythrozyten eine Verschiebung zu hypochromen Werten um so rascher, je geringer die körpereigenen Eisenreserven waren (hypochrome Anämie S. 127). In den seltenen Situationen, in denen anamnestisch oder klinisch (inkl. Stuhlprobe auf Blut) die Blutung als Ursache einer akut eingetretenen normochromen Anämie nicht verifiziert werden kann, läßt sich differentialdiagnostisch zu hämolytischen Anämien auch hier die Haptoglobinbestimmung einsetzen, die normale Werte zeigen wird.

Normochrome hämolytische Anämien

Hämolytische Anämien entstehen durch Verkürzungen der Erythrozytenlebenszeit und unvollständige Kompensation durch gesteigerte Zellneubildung.

> **!** In der Regel ist die Blutbildung im Knochenmark kompensatorisch gesteigert und kann je nach Krankheitsverlauf dauerhaft oder zeitweise den vermehrten Zellabbau unter Weiterverwendung freiwerdenden Eisens kompensieren.

Entsprechend sind im Blutbild die jungen, neugebildeten Erythrozyten = *Retikulozyten immer gesteigert* und meist einzelne *Normoblasten* anzutreffen. Oft wird nur in „Krisen" mit akut verstärktem Zellzerfall und Retikulozytenanstiegen bis über 500‰ eine deutliche Anämie hervorgerufen.

Immunhämolytische Anämien setzen fast immer derart krisenhaft ein. Das Ausmaß des Haptoglobinabfalls, Bilirubin- und LDH-Anstiegs ist von der Intensität der Hämolyse abhängig. Chronisch kompensierte Hämolysen (meist korpuskulärer Ursache) sind oft nur über die Haptoglobinerniedrigung zu verifizieren. Ein gemeinsames zelluläres Phänomen ist bei längerer Dauer die Tendenz zu makrozytären, hyperchromen Störungen (S. 154) dadurch, daß die chronische Produktionssteigerung die körpereigenen Reserven an Folsäure erschöpfen kann („Verbrauchsperniziosa"). Selten kommt es bei den verschiedensten hämolytischen Anämien zu vorübergehenden „aplastischen Krisen", in denen durch eine Stammzellstörung die Erythropoese, z. T. aber auch die Neubildung in den übrigen Zellreihen sistiert.

Das *Knochenmark* weist eine relative und absolute Steigerung der Erythropoese auf, wobei innerhalb der roten Vorstufen bei akuter schwerer Hämolyse oft die unreiferen, bei chronischen Hämolysen die reifen Formen (Normoblasten) stärker als im normalen Mark überwiegen. Darüber hinaus sind die Normoblasten im Hämolysemark meist auffallend nestförmig gelagert (Abb. **90**), während sie normalerweise verteilter die Knochenmarkzytologie durchsetzen (Abb. **28**). Ausnahmen von diesem Bild machen die Thalassämien (S. 138). Wenn im Laufe chronischer Hämolysen die körpereigenen Folsäurereserven aufgebraucht werden, können Züge megaloblastischer Erythropoese (S. 156) hinzukommen, nie aber das Bild völlig beherrschen. Die Eisenfärbung findet reichlich Eisen in Makrophagen und Normoblasten, sofern kein schwerer Eisenmangel vorbestand.

Die *pathomechanischen Ursachen* für das Eintreten einer Hämolyse sind vielfältig. Man kann sie entweder im Erythrozyten lokalisieren (Membran-, Hämoglobinmolekül- oder Enzymdefekte) – diese Störungen sind überwiegend genetisch hereditär –, oder es handelt sich um Faktoren, die von außen auf den Erythrozyten einwirken (Antikörper, chemisch-physikalische Noxen, Hyperspleniismus) (Tab. **22**).

Tabelle **22** Ursachen der häufigsten hämolytischen Anämien

	Morphologische Besonderheiten	**Weiterführende Diagnostik**
Ursachen in den Erythrozyten (korpuskuläre Hämolysen)		
➤ Hereditär		
• Membranstörungen		
– Spärozytose	– kleine Kugelzellen	osmotische Resistenz
– Elliptozytose	– Elliptozyten	
• Hämoglobinstörungen		
– Thalassämien	–Targetzellen	Hämoglobin-elektroporese
– Sichelzellenkrankheit	– Sichelzellen (unter O_2-Entzug)	
– andere seltene Hb-Pathien		
• Enzymdefekte		
– Glucose-6-Phosphat-dehydrogenase	– u. U. Heinz-Innen-körper	Enzymbestimmung
– Pyruvatkinase u. v. a.	– Makrozyten	
➤ Erworben		
• paroxysmale nächtliche Hämoglobinurie		Serumsäuretest
• Zieve-Syndrom	– Schaumzellen im Mark	
Ursachen außerhalb der Erythrozyten (extrakorpuskuläre Hämolysen)		
➤ Antikörperbildung		
• Isoantikörper (fetale Erythro-blastose, Transfusions-zwischenfälle)		Rh-Serologie
• Wäremeautoantikörper		Coombs-Test
• Kälteautoantikörper	– Autoagglutination	Coombs-Test, Kälteagglutinations-titer
• chemisch-allergische Anti-körper (z. B. Cephalosporine, Methyldopa)		
➤ Physikalische oder chemische Noxen (z. B. nach Verbrennun-gen, Herzklappenersatz; Schwermetalle, tierische und pflanzliche Gifte	– z. T. Heinz-Innenkörper	
➤ Mikroangiopathische Hämolyse bei hämolyt.-uräm. Syndrom, thrombotisch-thrombozyto-pen. Purpura, Knochenmark-karzinosen	– Schizozyten Fragmentozyten	Thrombozyten ↓ Leber, Niere
➤ Infektiöse Noxen (z. B. Influ-enza, Salmonellen, Malaria)		Erregernachweis
➤ Hypersplenismus, z. B. lympha-tische Systemkrankheit, mye-loische Systemkrankheit, Infek-tionen mit Splenomegalie, portale Hypertension		Panzytopenie bei vollem Mark Isotopenmarkierung

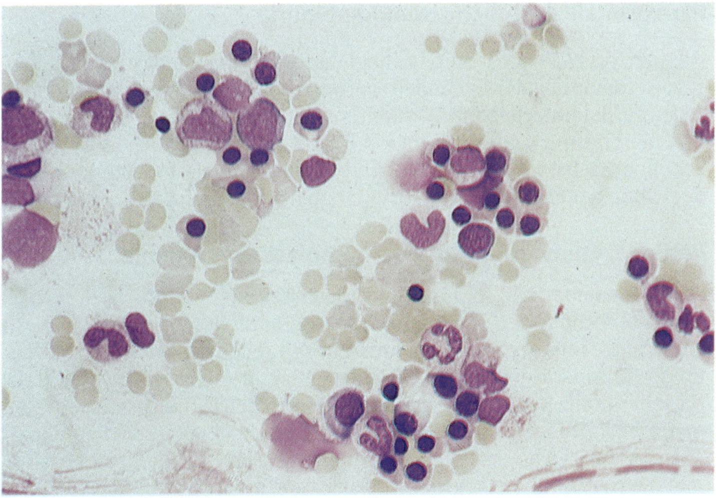

Abb. **90** Knochenmark bei Hämolyse (Übersichtsvergr.). Es überwiegen die dichtkernigen Normoblasten in nestförmiger Anordnung.

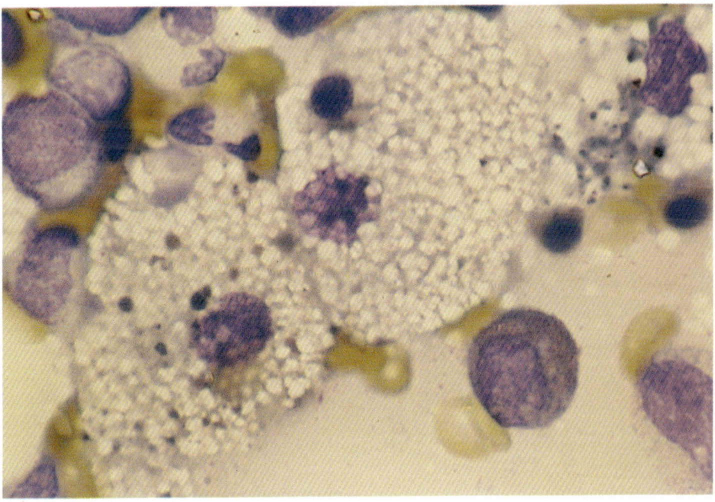

Abb. **91** Knochenmarkzytologie bei Zieve-Syndrom. Lipidspeichernde Makrophagen.

Paroxysmale nächtliche Hämoglobinurie

Die paroxysmale nächtliche Hämoglobinurie (PNH) stellt eine nosologische Besonderheit dar. Es handelt sich um eine offenbar erworbene *Genmutation* auf Stammzellebene. Dadurch kommt es zur Herabsetzung der Stabilität der Erythrozytenmembran mit Hämolyse, oft nächtlichem Verlauf in Schüben. Bei hämolytischen Krisen treten Abdominalschmerzen auf. In ca. der Hälfte der Fälle Entwicklung einer aplastischen Anämie (S. 148).

Retikulozytenvermehrung bei hämolytischer Anämie

Die Supravitalfärbung (S. 15) fällt in jungen Erythrozyten die noch vorhandenen Mitochondrien und Ribosomen aus und stellt sie als körniges Netzwerk (Substantia granulofilamentosa) in den Zellen dar. Der Retikulozyt ist um so vollgepackter mit diesem Niederschlag, je jünger er ist. Das Korrelat für sehr unreife Retikulozyten in der panoptischen Färbung sind polychromatische Erythrozyten (S. 131). Durchschnittlich benötigt ein Retikulozyt noch 24 Stunden bis zur vollen Ausreifung. So ist die Retikulozytenbestimmung ein Maß für die Regenerationsleistung in der Erythropoese.

Mikrosphärozytose

Diese korpuskuläre Hämolyseform ist durch dominanten Erbgang, Splenomegalie und lange Zeit blanden Verlauf mit gelegentlichen hämolytischen Krisen gekennzeichnet. Im Blutbild fallen besonders kleine Erythrozyten auf, wenn man sie mit Leukozyten vergleicht. Sie haben keine oder nur eine angedeutete zentrale Aufhellung, da sie nicht hantelförmig, sondern kugelförmig aufgebaut sind. Die abnorme Größenverteilung läßt sich zweidimensional ausmessen und nach Price-Jones auftragen oder im Durchflußzytometer mitteln (Abb. **92**). Selten kommen heterozygote Formen mit kleiner Kugelzellfraktion vor. Die ja immer statistisch nur gemittelten Werte des MCH und MCV liegen demgegenüber bei Mikrosphärozytose im Normbereich. Belegend ist die extrem erniedrigte osmotische Resistenz der Erythrozyten (in der NaCl-Verdünnungsreihe).

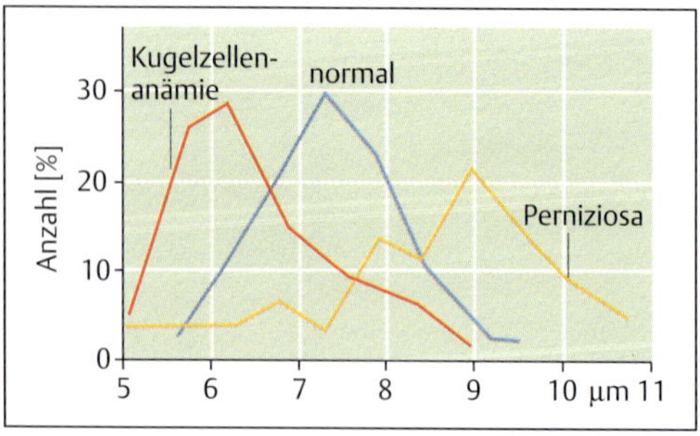

Abb. **92** Größenverteilung der Erythrozyten (in Form der Price-Jones-Kurve) bei normalem und in typischer Weise gestörtem Zellbild.

Bei Verdacht auf Hämolyse: Retikulozyten erhöht, Erythrozytenform oft unauffällig

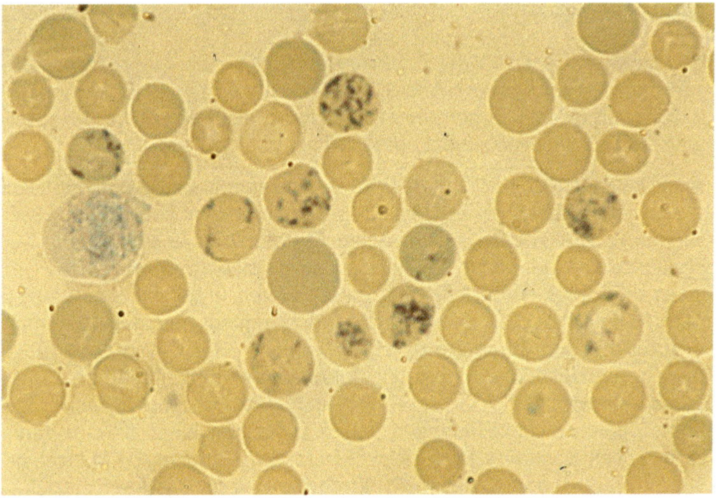

Abb. **93** Retikulozytenvermehrung. Der in der Brillantkresylviolett-Färbung ausgefällte Niederschlag in den Erythrozyten ist um so dichter, je jünger die Retikulozyten sind.

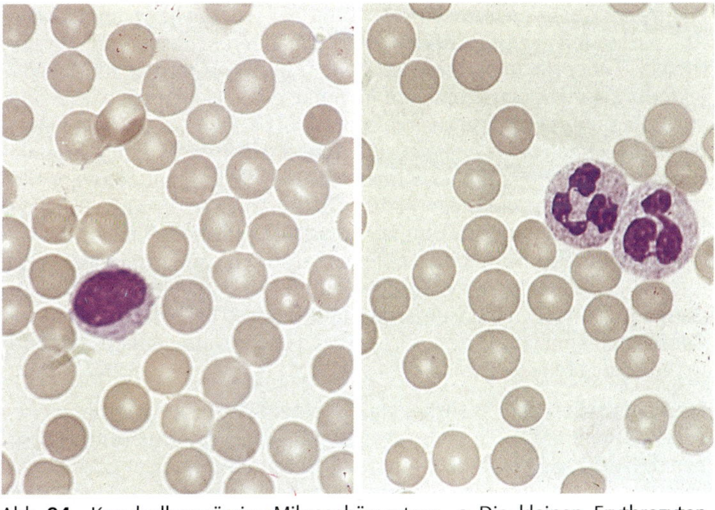

a b

Abb. **94** Kugelzellenanämie = Mikrosphärozytose. **a** Die kleinen Erythrozyten ohne oder mit verkleinerter zentraler Aufhellung im Vergleich zu einem Lymphozyten; **b** im Vergleich zu neutrophilen Segmentkernigen.

Weitere hämolytische Anämien mit morphologischen Besonderheiten

Elliptozytose. Über 25% der Erythrozyten sind hierbei elliptisch oder zigarrenförmig konfiguriert (Abb. **95 a**). (Bei geringerer Anzahl ist an zufällige Formvarianz im Rahmen einer Poikilozytose zu denken.) Diese sehr seltene Störung wird autosomal dominant vererbt.

Sichelzellanämie. Ihre Diagnose wird selten zufällig, sondern in der Regel gezielt unter klinischen Zeichen einer Hämolyse oder unklaren Abdominalkoliken bei Patienten afrikanischer Abstammung zu stellen sein: Der Blutausstrich kann dann einzelne sichelförmige Erythrozyten zeigen, meist allerdings entwickeln sich diese Formen unter Sauerstoffentzug (Abb. **95 b**). (Abdecken eines frischen Blutstropfens mit dem Deckglas; u.U. Provokation durch Zusatz eines Tropfens 2%iger $Na_2S_2O_4$-Lösung.) Die zugrundeliegende autosomal dominante Hämoglobinopathie wird durch Nachweis des HbS in der Hämoglobinelektrophorese bewiesen. Die homozygoten Sichelzellkranken leiden immer an einer normozytären chronischen Hämolyse; unter Provokationsbedingungen (O_2-Mangel, Infekte) treten schwere Krisen mit Mikrothrombosierungen durch die deformierten Erythrozyten ein. Bei Heterozygotie (HbS-Merkmalsträger) besteht keine klinische oder hämatologische Symptomatik, sie kann jedoch durch O_2-Mangel ausgelöst werden. Nicht selten Kombination mit anderen Hb-Pathien, z.B. Thalassämie.

Fragmentozytose (Schistozytose). Wenn bei erworbener hämolytischer Anämie ein Teil der Erythrozyten wie fragmentiert in Eierschalen-, Helm-, Dreiecks- oder Halbmondform erscheint (Abb. **96**), kann dies auf eine Veränderung der Kapillarstrombahn im Sinne einer Mikroangiopathie oder auf disseminierte intravaskuläre Gerinnung (DIC) hinweisen. *Mikroangiopathische hämolytische Anämien* entwickeln sich krisenhaft bei thrombotisch-thrombozytopenischer Purpura (Moschcowitz) und den verwandten Erkrankungen der Kinder (hämolytisch-urämisches Syndrom) und der Graviden (HELLP-Syndrom). Immer entwickelt sich hierbei neben der Hämolyse auch eine Thrombozytopenie. Darüber hinaus kann eine solche mikroangiopathische hämolytische Anämie mit Fragmentozyten bei Tumoren mit Knochenmetastasierung und seltener bei Erkrankungen mit Gefäßbeteiligung wir Panarteriitis, Wegenersche Granulomatose, Sklerodermie auftreten.

Stechapfelzellen und **Akanthozyten** (Dornenzellen) sind morphologisch von Fragmentozyten zu unterscheiden. Diese Zelldeformierungen beruhen so häufig auf Artefakten (Ausstrichdenaturierung an der Glasoberfläche) und werden inkonstant bei so vielen toxischen oder reaktiven Blutstörungen gesehen, daß ihnen keine diagnostische Relevanz zukommt.

a b

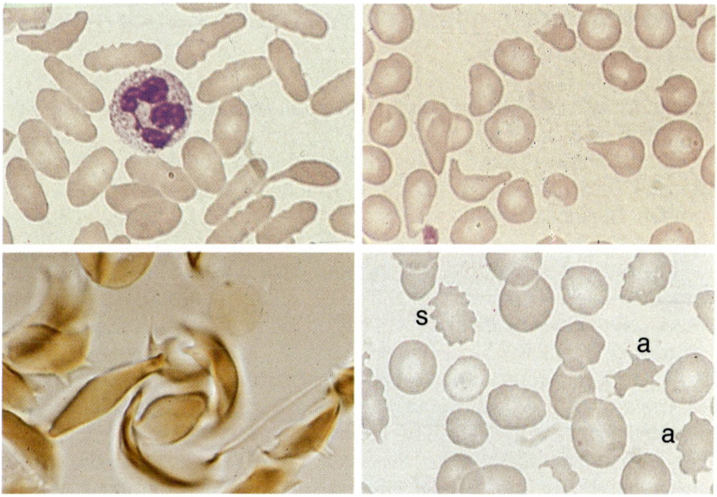

c d

Abb. **95** Beispiele auffälliger Erythrozytenformen bei Hämolysen. **a** Elliptozyten, **b** Sichelzellenerythrozyten unter Sauerstoffentzug, **c** Schizozyten als kleine Erythrozytenfragmente, **d** Akanthozyten (a) und eine Stechapfelzelle (s).

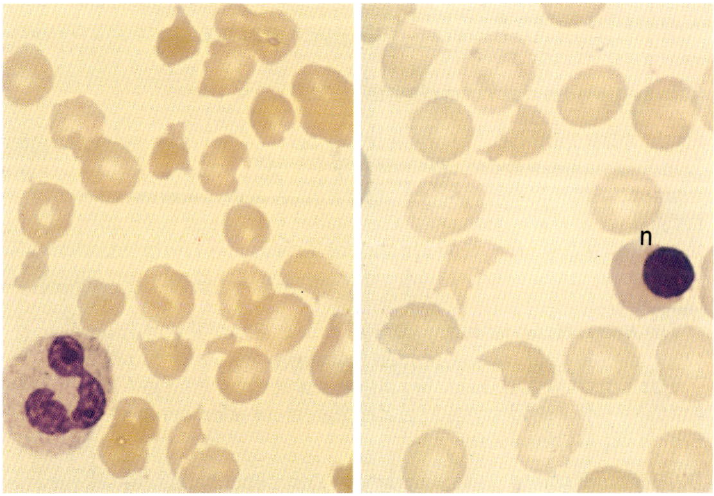

a b

Abb. **96** Fragmentozyten (Schistozyten), **a** bei thrombotisch-thrombozytopenischer Purpura, **b** bei mikroangiographischer Hämolyse im Rahmen eines metastasierenden Tumors. n = Normoblast.

Normochrome nephrogene Anämie (z. T. auch hypo- und hyperchrom)

Eine normochrome Anämie muß auch daran denken lassen, daß jede Niereninsuffizienz nach wenigen Wochen zu einer Anämie führt. Bei chronischer Niereninsuffizienz ist sie obligat und kann Hb-Werte um 6 g/dl erreichen. Die Ursache liegt in der gestörten Bildung des erythropoesesteuernden Hormons Erythropoetin; überdies ist die Erythrozytenüberlebenszeit leicht verkürzt.

Das qualitative Blutbild ist morphologisch bis auf eine Poikilozytose unauffällig; die Retikulozytenzahlen sind oft noch normal. Das Knochenmark zeigt keine signifikanten charakteristischen Veränderungen und ist so zur Diagnostik hier ungeeignet.

Bei der Interpretation von Anämie bei Niereninsuffizienz wird man im Kontrast zum normochromen Regelfall allerdings häufig auch andere Konstellationen antreffen: Eine hypochrome Anämie weist auf den zur Niereninsuffizienz führenden reaktiven Prozeß (z. B. Pyelonephritis, Glomerulonephritis) hin, der zu einer sekundären hypochromen Anämie führt; bei Dialysepatienten entwickelt sich zudem häufig ein Eisenmangel. Chronische Niereninsuffizienzen können zu Folsäuremangel führen, Dialysetherapie verstärkt ihn. So erklären sich auch hyperchrome Anämien bei Nierenerkrankungen.

Aplastische Anämien – Panmyelopathien

Reine Aplasien der roten Reihe

Erythroblastophthisen im Sinne reiner aplastischer Störungen der roten Zellreihe sind extrem selten. Eine angeborene Form wurde als Blackfan-Diamond-Anämie beschrieben. Erworbene akut-transitorische Erkrankungen im Erwachsenen- und Kindesalter sind meist wohl auf virale Infekte zurückzuführen. Eine chronische erworbene Erythroblastophthise geht häufig mit einem Thymom einher und ist hier autoimmunologischer Genese.

Die Anämieform ist normochrom, weißes Blutbild und Thrombozyten weisen keine richtungsweisenden Störungen auf.

Das Knochenmark zeigt bei all diesen Formen eine gut ausgebildete Granulo- und Megakaryopoese, aber ein (mehr oder weniger) komplettes Fehlen der Erythropoese.

Differentialdiagnostisch sind in diesem Zusammenhang sehr seltene kongenitale dyserythropoetische Anämien (CDA) zu nennen, die sich normo- oder makrozytär ausprägen und im Knochenmark eine auffallende Erythropoese mit mehrkernigen Erythroblasten, Kernzersprengungen und Zytoplasmabrücken zeigen (3 Typen unterscheidbar).

Bei unklarer Zellverminderung in einer oder mehreren Zellreihen: Knochenmarkanalyse kann Panmyelopathie zeigen

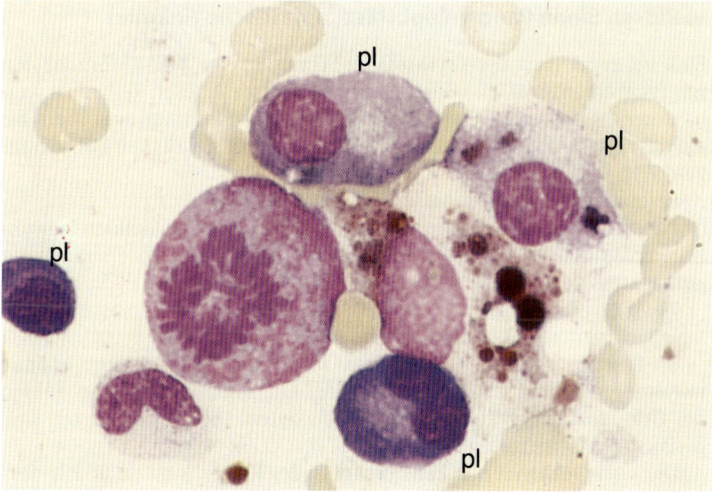

Abb. **97** Knochenmarkzytologie bei Panmyelopathie. Keine Zellen der Erythropoese, ein Makrophage mit Pigmentspeicherung, eine granulopoetische Mitose und variable Plasmazellen (pl) die auf immunol. Pathomechanismus hinweisen.

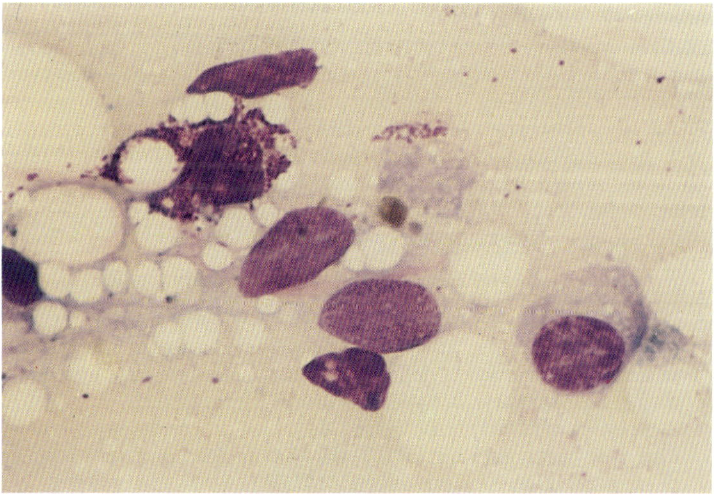

Abb. **98** „Leeres" Mark bei Panmyelophthise. Zwei Knochenmarkstromazellen, ein Gewebsbasophiler (links oben), eine Plasmazelle (rechts); keine Zellen der Hämatopoese.

Aplasien aller Knochenmarkreihen (Panmyelopathie, im weiteren Sinne Panmyelophthise, aplastische Anämie)

Eine Verminderung der Erythrozyten, Granulozyten und Thrombozyten mit Progredienz u. U. bis zu völligem Zellverlust in diesen Reihen ist weit häufiger als die reinen Erythroblastophthisen und immer erworben (bis auf das seltene pädiatrische Fanconi-Syndrom mit sichtlichen Mißbildungen).

Pathomechanisch liegt dieser bedrohlichen Erkrankung fast immer eine chemische, seltener eine virale Schädigung der blutbildenden Stammzellen zugrunde; zusätzlich scheinen durch die gleichen Noxen induzierte autoaggressive Immunreaktionen der T-Lymphozyten mitzuspielen.

Der Begriff „Panmyelopathien" ist ein Synonym für „aplastische Anämie" im weiteren Sinn und „Panmyelophthise".

Im Blutbild entwickelt sich relativ rasch eine normochrome Anämie mit starker Retikulozytenverminderung, ein allmählich völliges Fehlen der Granulozyten, später auch der Monozyten. Die Thrombozyten sind meist stark mitbetroffen.

Die noch vorhandenen Zellelemente aller Reihen sind qualitativ normal, naturgemäß durch die zugrundeliegende Noxe oder interkurrente Infekte allerdings oft reaktiv gereizt (z. B. toxische Granulationen). Das *Knochenmark* fällt bei der Aspiration für die Zytologie oft schon durch geringe Bröckelbildung auf. Selten allerdings erfolgt völlige Punctio sicca.

Das ausstreichbare Material zeigt ungewohnte Bilder (Abb. **98**): Oft überwiegen Züge und Inseln von Zellen des Knochenmarkstromas, sog. „Retikulumzellen", die normalerweise im Aspirat kaum auffallen. Sie zeigen in der Regel keine Phagozytosezeichen. Daneben liegen locker Lymphozyten, Plasmazellen, Gewebsbasophile und Makrophagen. Je nach der Phase des aplastischen Prozesses können Reste der hämatopoetischen Reihen anzutreffen sein. Gelegentlich läuft der gesamte Prozeß nur fokal ab. Daher ist bei jedem zytologisch unzureichenden oder verdächtigen Zytologiebefund bei Trizytopenie unerklärlicher Genese auch eine Knochenmarkhistologie durchzuführen.

Differentialdiagnose von Zellverminderung in mehreren Reihen (Bi- oder Trizytopenie):

- Zytopenien mit *Hyperplasien* des Markes sind meist bei genauer Analyse als *Myelodysplasien* zu definieren (S. 104), sofern sie nicht durch vermehrten Zellabbau (z. B. Hypersplenismus) bedingt sind.
- Zytopenien mit *Markfibrose* weisen auf Erkrankungen des *myeloproliferativen Formenkreises* hin (S. 112) oder sind Folgen direkter toxischer oder entzündlicher Einwirkungen.
- Zytopenien können sich natürlich auch durch *Infiltration* des Markes durch fremde Zellen (Karzinome, Sarkome) erklären, die nicht in jeder

Knochenmarkaspiration erfaßt werden (daher in unklaren Situationen: Histologie).

- Zytopenien können auch bei schwerem *B_{12}-* oder *Folsäuremangel* entstehen (dabei aber hyperchrome Anämie, S. 154).
- Zytopenien kommen natürlich auch bei *Expansion maligner hämatopoetischer Zellen* im Mark zustande und werden leicht verkannt, wenn diese Zellen nicht im Blut erscheinen wie bei *Plasmozytom* und nicht ausschwemmenden = „aleukämischen" *Leukämien* und *Lymphomen.*
- Zytopenien entwickeln sich natürlich auch nach schweren *Strahlen-* oder *Zytostatikaeinwirkungen.* Hier sind weniger Blutbild und Knochenmark, sondern die Expositionsanamnese zur sicheren Abgrenzung gegenüber einer Panmyelopathie im dargestellten Sinne geeignet.
- Zytopenien durch *Panmyelopathiemechanismen* (s. oben); Auslöser Tab. **23**.

! Bei jeder unklaren Anämie, Thrombozytopenie, Leukozytopenie mögliche Auslöser (Tab. **23**) absetzen.
„Panmyelophthise = aplastische Anämie" ist ein akutes Krankheitsbild, nur durch intensive Therapie überwindbar (Glucocorticoide, Cyclosporin, Antilymphozytenglobulin).

Tabelle **23** Substanzen, die als Ursache einer Panmyelopathie gesichert oder wahrscheinlich sind

Analgetika, Antirheumatika	Phenylbutazon, Oxyphenbutazon, andere nichtsteroidale Antirheumatika Goldpräparate, Penicillamin
Antibiotika	Chloramphenicol, Sulfonamide
Antikonvulsiva	Hydantoine
Thyreostatika	Carbimazol, Methimazol
Sedativa	Phenothiazine
Andere Medikamente	Cimetidin, Tolbutamid
Insektizide	Hexachlorcyclohexan und andere chlorierte Kohlenwasserstoffe
Lösungsmittel	Benzol
Viren	z. B. Hepatitis

Knochenmarkkarzinosen und andere verdrängende Prozesse

Anämien auf dem Boden einer Knochenmarkinfiltration durch verdrängend wachsende, metastasierende Tumorzellen können prinzipiell normochrom sein. Allerdings prägen sie sich (durch die indirekten Einwirkungen der Grunderkrankung) häufiger hypochrom im Sinne einer sekundären Anämie aus.

An die Möglichkeit einer Knochenmarkkarzinose muß man besonders denken, wenn *Normoblasten im Differentialblutbild* (Abb. **96 a**) als Zeichen einer zerstörten Knochenmark-Blut-Schranke auffallen. Meist führt eine Knochenmarkkarzinose früher oder später auch zu Verminderung in anderen Zellreihen, speziell der Thrombozyten.

> **!** Knochenmetastasierung maligner Tumoren betrifft selten und oft erst spät den Knochen*mark*raum und damit die Blutbildung. Am häufigsten infiltrieren Metastasen vom kleinzelligen Bronchialkarzinom und Mammakarzinom das Knochen*mark*.

Von den Auswirkungen der direkten Knochenmarkinfiltration müssen differentialdiagnostisch die Phänomene einer mikroangiopathischen hämolytischen Anämie (MHA) bei Tumoren (S. 142) abgegrenzt werden. Karzinose und MHA können natürlich auch kombiniert vorliegen.

Die *Knochenmarkzytologie* zeigt in diesen Situationen meist eine allgemein verminderte Dichte der hämatopoetischen Zellen mit den Zeichen eines reaktiven Markes wie bei „sekundärer Anämie" (S. 132); nur in einzelnen Blickfeldern, oft am Ausstrichrand, stößt man auf atypische Zellelemente, die nicht sicher einer hämatopoetischen Blastenfamilie zugerechnet werden können. Entscheidend ist ihre enge, *nestförmige Gruppierung.* Sie sind mindestens so groß wie Myeloblasten oder Proerythroblasten (z. B. bei kleinzelligem Bronchialkarzinom), meist jedoch deutlich größer. Eine Artdiagnostik des Tumors ist kaum sicher möglich (außer z. B. bei Melanom). Bei unklaren Situationen oder negativem Zytologiebefund oder Punctio sicca ist eine Knochenmarkhistologie unumgänglich, da eine Metastasierung ja nestförmig, fokal erfolgt und so nicht in jedem Aspirat erfaßt sein muß.

Die Verdrängung der Hämatopoese durch maligne Lymphome inklusive Plasmozytom verläuft ohne Zerstörung der Knochenmark-Blut-Schranke, so daß keine Normoblastenausschwemmung zu erwarten ist. Ihr Muster ist bei Non-Hodgkin-Lymphomen meist diffuser, bei M. Hodgkin eher fokal. Prinzipiell darf bei keinem Lymphomtyp eine negative Knochenmarkzytologie als Beleg für Unbefallenheit des Markes gelten, da das weit umfangreichere Material einer histologischen Stanze immer noch fokalen Befall zeigen kann.

Anämie, Thrombopenie und Leukozytose mit Normoblasten im Blut: an Knochenmarkkarzinose denken

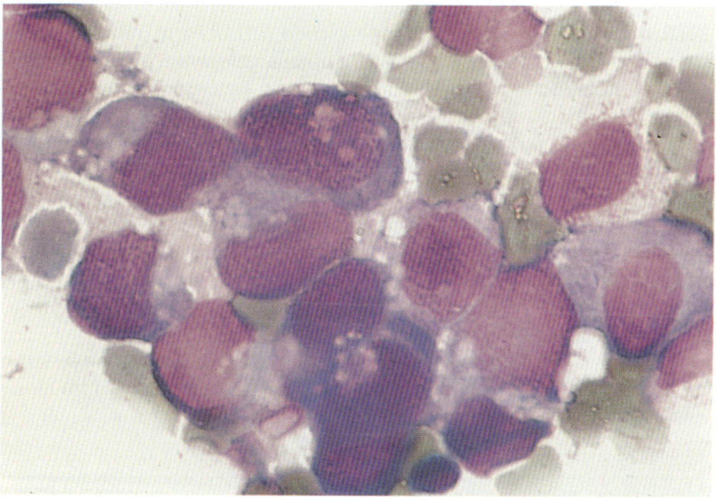

Abb. **99** Bei Knochenmarkkarzinose sind Inseln atypischer Zellen in die reduzierte Hämatopoese eingestreut. Hier Elemente eines Adenokarzinoms (mit typisch vakuolisierten Kernen).

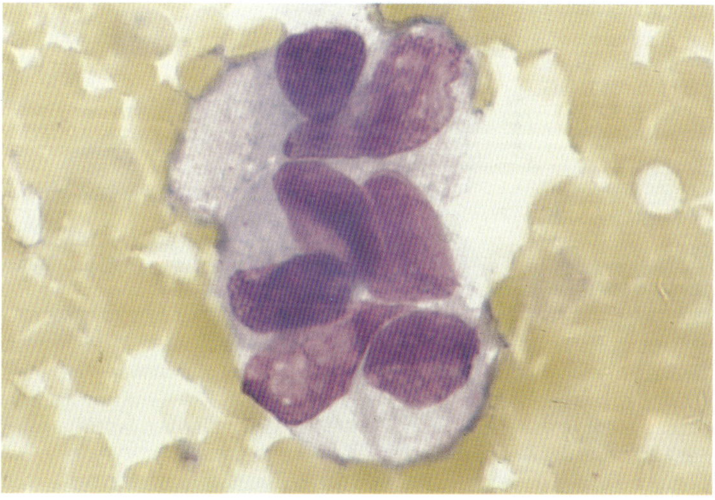

Abb. **100** Bei Knochenmarkkarzinose ist häufig nur Knochenmarkblut mit Inseln von Tumorzellen aspirierbar. Hier bei Mammakarzinom.

Hyperchrome Anämien

Bei Patienten mit deutlichen Anämiezeichen, u. U. in Form „strohiger Blässe" und mit atrophischer Zungenschleimhaut, gelegentlich mit gleichzeitigen neurologischen Zeichen einer gestörten Tiefensensibilität, gibt oft schon die Betrachtung des Blutausstrichs richtungsweisende Auskünfte. Bei deutlicher Poikilozytose und Anisozytose fällt die Größe der Erythrozyten besonders bei einem Vergleich mit Granulozyten auf, deren Durchmesser sie zum Teil erreichen. Demnach handelt es sich um eine *makrozytäre* und (sofern man die Knochenmarkzellen meint) meist gleichzeitig *megaloblastische Anämie* mit einem mittleren Zelldurchmeser über 8 µm und einem Zellvolumen (MCV) um 100 μm^3. Die Ermittlung des MCH zeigt, daß der Hb-Gehalt der Zellen im Schnitt über 36 pg (1,99 fmol) liegt, die Anämie also *hyperchrom* ist.

Nur bei gleichzeitigem schwerem vorbestehendem Eisenmangel kann die Kombination makrozytärer Zellen mit hypochromem MCH im Sinne einer „bimorphen Anämie" vorkommen.

Tabelle **24** Häufigste Ursachen hyperchromer Anämien

Vitamin-B_{12}-Mangel	Folsäuremangel
Mangelernährung – z. B. Ziegenmilch – z. B. Vegetarier	**Mangelernährung** – z. B. chronischer Abusus von Wein u. Spirituosen
Resorptionsstörungen – genuine perniziöse Anämie – Zustand nach Gastrektomie – Ileumresektionen – Morbus Crohn – Sprue, Glutensensibilität – Darmdivertikulose – exokrine Pankreasinsuffizienz – Fischbandwurm	**Resorptionsstörungen** – z. B. Sprue **Bedarfssteigerung** – Gravidität – hämolytische Anämie **Interferenz/Antagonismus** – Phenylhydantoin – zytostatische Antimetaboliten – Trimethoprim – orale Kontrazeptiva – Antidepressiva – Alkohol

Trotz seltener anderer Ursachen (Tab. **24**) leiden fast alle Patienten mit hyperchromer Anämie an *Vitamin-B_{12}-* und/oder *Folsäuremangel.* Da der Mangel dieser essentiellen Bausteine nicht nur die DNA-Synthese der Erythrozytenbildung, sondern auch die der übrigen Zellreihen betrifft, resultiert im Laufe der Zeit eine wechselnd stark ausgeprägte *Panzytopenie.* Die Segmentkernigen zeigen als Zeichen der Reifungsstörung einen erhöhten Anteil mit 4 und 5 Segmenten (Übersegmentierung). Zudem sind die Retikulozyten vermindert (können aber auch normal sein), und das Eisen ist erhöht oder normal.

Große Erythrozyten fallen auf: Verdacht auf hyperchrome makrozytäre Anämie (im Mark meist „megaloblastisch“)

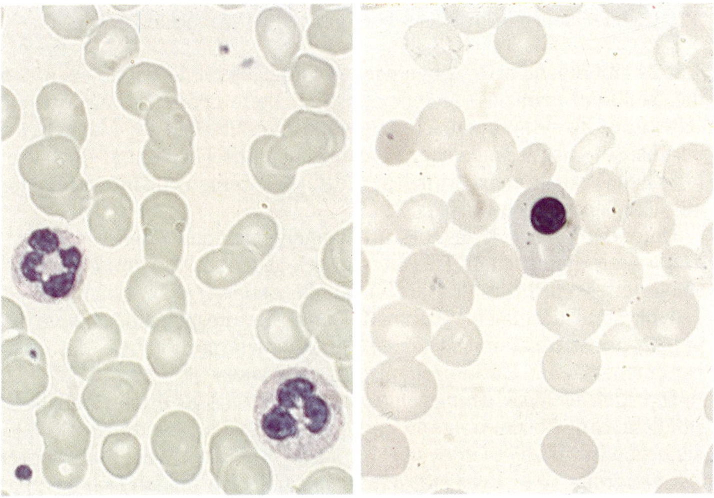

Abb. **101** Blutbild bei makrozytärer Anämie. **a** Große Erythrozyten, die fast den Durchmesser von Granulozyten erreichen. **b** Oft trifft man – besonders in der Regenerationsphase – auf große Normoblasten.

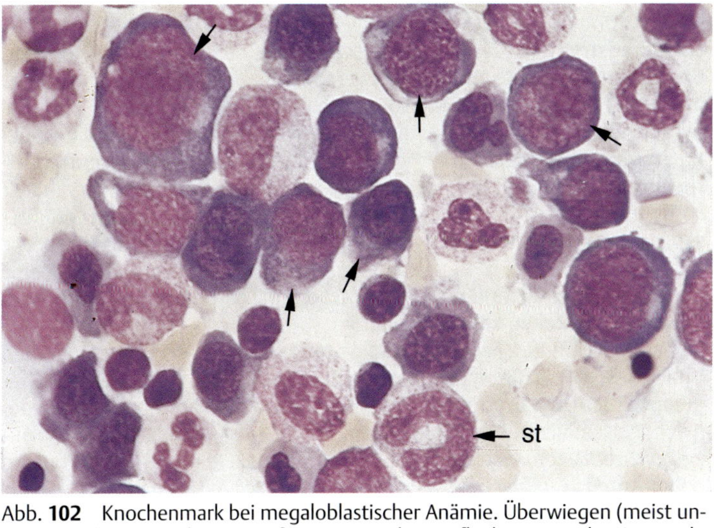

Abb. **102** Knochenmark bei megaloblastischer Anämie. Überwiegen (meist unreifer) erythropoetischer Vorstufen mit typischen Auflockerungen der Kernstruktur (Pfeile), während reifere Formen oft Kernabschnürungen zeigen. st = Riesenstabkerniger.

> **!** In ihren hämatologischen Ausprägungen unterscheiden sich megaloblastische Anämien bei Folsäure- oder Vitamin-B_{12}-Mangel nicht.

Tab. **24** gibt mögliche Ursachen wieder; hierzu bleibt hervorzuheben, daß die „genuine" *perniziöse Anämie* meist bei älteren Patienten auftritt und seltener ist als symptomatische Ursachen eines Vitamin-B_{12}-Mangels. Bei perniziöser Anämie sind neben dem magenbioptischen Befund einer atrophischen Gastritis meist Antikörper gegen Belegzellen und Intrinsic factor aus dem Serum nachweisbar.

Unter den Ursachen des Folsäuremangels spielt der *chronische Alkoholismus* (mit diätetischem Folsäuremangel, gestörter Absorption und gesteigertem Erythrozytenumsatz) eine Rolle; andererseits entwickeln viele Äthyliker mit normalen Vitamin-B_{12}- und Folsäurespiegeln schwere hyperchrome Anämien mit spezieller Knochenmarkmorphologie, die offenbar einem eigenen Pathomechanismus gehorchen.

Das *Knochenmark bei megaloblastischer Anämie* ist immer auffallend zelldicht. Große bis mittelgroße rundkernige Blasten bestimmen das Bild. Sie liegen in variabler Größe vor; ihr Chromatin ist entweder sehr locker „grobretikulär" wie aus Sand; deutliche Nukleolen prägen sich aus; das Zytoplasma ist meist tief basophil mit perinukleärer Aufhellung. Diese Formen lassen sich als reifungsgestörte Proerythroblasten und Makroblasten interpretieren. Da die Übergänge zwischen den unreiferen und reiferen megaloblastisch gestörten Zellen fließend sind, faßt man alle Formen als *„Megaloblasten"* zusammen.

Die Granulopoese ist von den Myelozyten an auffällig und entwickelt charakteristische lockerkernige Riesenformen, die man der Myelozyten- bis Stabkernigenstufe zuzuordnen versucht, bei denen es sich wohl aber meist um reifungsgestörte Myelozyten handelt. Segmentkernige sind, wie im Blut, oft übersegmentiert. Auch Megakaryozyten weisen eine Übersegmentierung ihrer Kerne oder viele Einzelkerne auf. In der Eisenfärbung sind eisenhaltige Retikulumzellen und Sideroblasten vermehrt; vereinzelt können sich Ringsideroblasten ausbilden. Sämtliche genannten Veränderungen verschwinden nach Vitamin-B_{12}-Zufuhr in der Erythropoese schon nach 3 Tagen, in der Granulopoese nach 1 Woche. Daher ist eine Knochenmarkgewinnung vor Therapiebeginn (der ja auch schon in normaler Kost bestehen kann) relevant.

Das *Knochenmark bei Alkoholismus* weist hier im Gegensatz zum reinen Vitamin-B_{12}-/Folsäuremangelzustand (s. oben) keine Störungen der Granulopoese auf. Die Erythropoese ist nicht obligat und oft nur teilweise megaloblastisch; vielmehr stellen vakuolisierte Proerythroblasten, vielkernige Erythroblasten, Eisenspeicherung in Plasmazellen und ein auffallend hoher Anteil von Ringsideroblasten ihre Charakteristika dar.

Eine Abgrenzung zur Ringsideroblastenanämie des myelodysplastischen Syndroms (RARS) ist oft schwierig. Alkoholkarenz allerdings bringt nur bei Alkoholikeranämie rasche Normalisierungstendenz (bei Entzug mit Disulfiram persistieren die Veränderungen zum Teil).

Vitaminmangel betrifft alle Zellreihen. Typische Zeichen bei Äthylismus

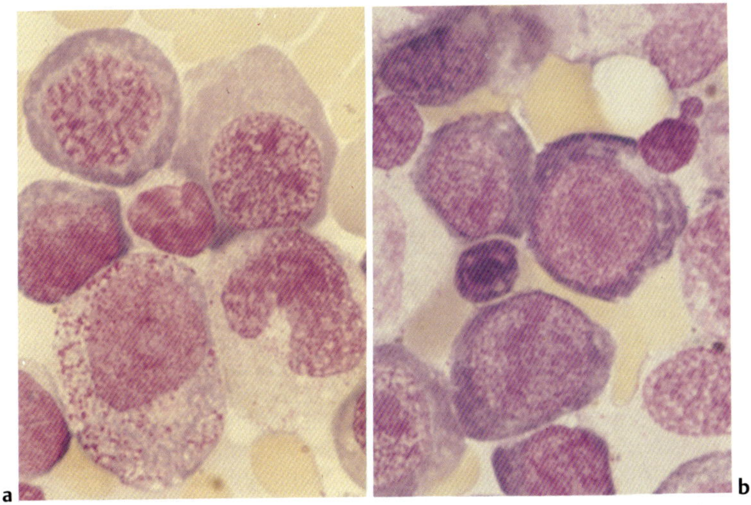

Abb. **103** Starke Variabilität der megaloblastischen Erythropoese. In **a** rechts unten Riesenform eines Metamyelozyten. Links Promyelozyt.

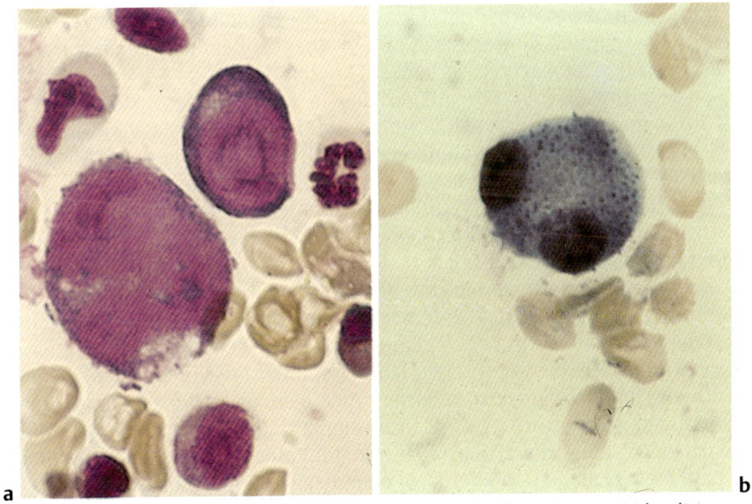

Abb. **104** Relativ typische Veränderungen bei Alkoholikeranämie. **a** Vakuolisierter Proerythroblast. **b** Eisenspeicherung in (doppelkerniger) Plasmazelle (Präparat von Dr. Michot, Lauffenburg, mit Dank).

Erythrozyteneinschlüsse

Die Erythrozyten sind in der panoptischen Färbung in der Regel relativ regelmäßig hämoglobinisiert und zeigen nur in der Supravitalfärbung (S. 15) die Reste ihrer Ribosomen als Substantia granulofilamentosa in den Retikulozyten. Unter besonderen Bedingungen fallen beim Präparationsvorgang der Erythrozyten Ribosomen aus, die als *basophile Tüpfelung* auch mit Giemsa-Lösung sichtbar werden (Abb. **105 a** u. **b**). Bei Feten und Säuglingen ist dies ein normales Phänomen; im Erwachsenenalter ist ihm bei geringer Ausprägung nur eine unspezifische Aussagekraft, vergleichbar der einer Anisozytose im Sinne unspezifischer reaktiver Prozesse, zuzuweisen. Erst ein großer Anteil an basophil getüpfelten Erythrozyten bei gleichzeitiger Anämie läßt an ihr spezielles Vorkommen bei Thalassämie, Bleiintoxikation und sideroblastischen Anämien denken. Durch Abspaltung eines Chromosoms aus der Teilungsspindel können kleine, dichte Kugeln von 1 μm Durchmesser im Normoblasten entstehen, die nicht mit dem Kern zusammen ausgestoßen werden, sondern exzentrisch im Erythrozyten als *Howell-Jolly-Körper* liegenbleiben (Abb. **105 c** u. **d**). In der Regel werden solche Zellen rasch von der Milz sequestriert. Konstant bei Zustand nach Milzexstirpation, selten auch bei Hämolysen und megaloblastischen Anämien, können sie jedoch in einer Größenordnung über 1‰ in Erythrozyten beobachtet werden.

Diese Howell-Jolly-Körperchen sind in der normalen, panoptischen Färbung sichtbar. Supravitalfärbungen (wie bei der Retikulozytenzählung, S. 15) können einzelne globuläre, der Zellmembran anliegende Niederschläge sichtbar machen, die als *Heinz-Innenkörper* bezeichnet werden (Abb. **106 a**). Sie stellen ein seltenes Phänomen dar, das auf instabile Hämoglobine seltener familiärer Hämolysen oder schwere toxische Hämolysen hinweisen kann (S. 142).

Eine ellipsenförmige, eosinophil-violette, zarte Ringstruktur in Erythrozyten wird als *Cabot-Ring* bezeichnet (Abb. **106 b** u. **c**). Er entsteht nicht, wie seine Form nahelegt, aus Resten der Kernmembran, sondern wohl aus Fasern der mitotischen Teilungsspindel. Das Vorkommen solcher Ringe ermöglicht keine spezifischen Aussagen, da es bei allen schweren Anämien gelegentlich zu derartigen Ringbildungen kommen kann. Läßt sich jedoch keine Erklärungsmöglichkeit für eine schwere Anämie finden, paßt dieses Zeichen zum Verdacht einer beginnenden idiopathischen Erythropoesestörung (wie z. B. Panmyelopathie, schwelende Leukose oder Leukämie).

Feine Einschlüsse in Erythrozyten sind meist Zeichen unspezifischer Störungen

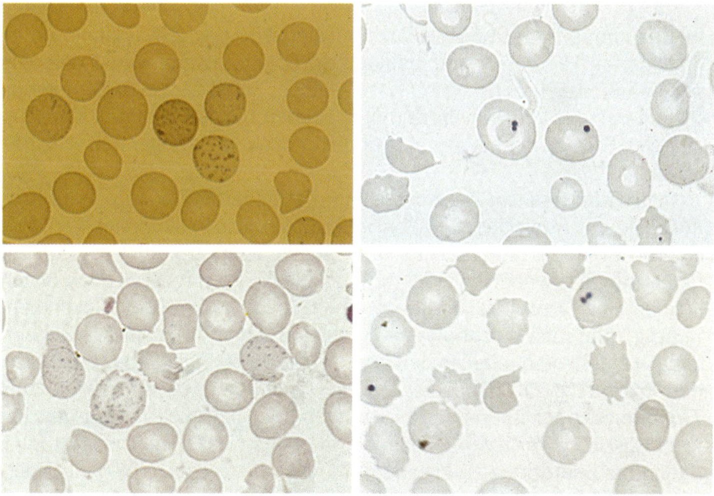

a b c d

Abb. **105** **a, b** Basophile Tüpfelung von Erythrozyten (am besten bei geschlossener Blende zu erkennen). **c, d** Howell-Jolly-Körperchen in Erythrozyten; in **d** Erythrozyten mit unregelmäßigen Fortsätzen = Akanthozyten.

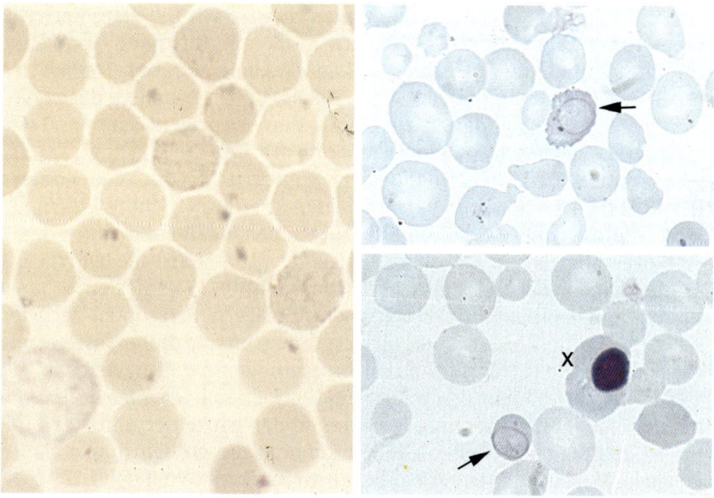

a b c

Abb. **106** **a** Heinz-Innenkörper stellen sich in Supravitalfärbung als membranständige Einschlüsse dar. **b, c** Cabot-Ring in Form zarter Reifen (Pfeile); großer makrozytärer Normoblast (×).

Diagnose von Malaria aus dem Blutbild

Im Blut können verschiedene Parasiten erscheinen, so z. B. Trypanosomen und Filarien. Hiervon besitzt wohl nur die Diagnosestellung bei Malaria in unseren Breiten praktische Relevanz, und der Befall der Erythrozyten bietet andererseits Verwechslungsmöglichkeiten, die eine Kenntnis der prinzipiellen Formen der Malariaplasmodienmorphologie angeraten scheinen lassen.

Bei *rezidivierendem Fieberanstieg* und grippeartigen Symptomen nach Rückkehr aus tropischen Gebieten ist an Malaria zu denken. Der Nachweis ist im normalen Blutausstrich oder angereichert im „dicken Tropfen" (S. 21) möglich, wobei in der letzten Technik die Erythrozyten hämolysiert sind und die Erreger frei vorliegen. Je nach dem Stadium der Plasmodienreifung kann man morphologisch völlig verschiedene Formen, gelegentlich auch nebeneinander, in den Erythrozyten antreffen. Sie weisen für jeden Erregertyp zarte spezifische Unterschiede auf, deren Analyse dem Tropenmediziner überlassen bleibt, wenn der betreuende Hausarzt das grundsätzliche Vorliegen einer Malaria erkannt hat. Der Spezialist kann dann eine Zuordnung zu Plasmodium vivax (Erreger der Tertiana), Plasmodium falciparum (Erreger der Tropica = maligne Tertiana), Plasmodium malariae (Erreger der Quartana) vornehmen (Tab. **25**, Abb. **107**). Die meisten Erkrankungen werden durch Plasmodium vivax (42%) und falciparum (43%) ausgelöst.

Die morphologischen Leitcharakteristika für alle Malariaformen lassen sich auf folgende grundlegende Formen reduzieren: Die erste Entwicklungsstufe der Erreger in meist relativ großen Erythrozyten sind kleine ringförmige Gebilde mit einer zentralen Vakuole, die man *Trophozyten* (oder *Siegelring*stadium) nennt (Abb. **108 a**). Oft fällt vor allem das punktförmige Zentrum auf, das an einen Jolly-Körper erinnern kann, und erst genauestes Suchen nach dem zarten Ring erbringt die Diagnose. Vereinzelt kommen sogar mehrere Ringformen in einem Erythrozyten vor. Alle befallenen Zellen können eine rötliche Punktierung – „Schüffner"-Tüpfelung – zeigen. Dieses Stadium füllt die Vakuolen dann allmählich durch Teilungen aus und entwickelt die *Schizonten* (Abb. **108 b**), die bald die gesamte Erythrozytenfläche mit durchschnittlich 10 – 15 Kernen einnehmen und zum Teil braunschwarzes Pigment einlagern. Schizonten zerfallen schließlich unter Rupturierung der Erythrozyten und Fieberanstieg, und die einzelnen Teile (Merozoiten) dringen erneut in Erythrozyten ein.

Parallel zur agamen Vermehrung entwickeln sich aus Merozoiten *Gamonten,* die immer einkernig bleiben und den ganzen Erythrozyten mit ihrem getüpfelten Zelleib ausfüllen können; die großen dunkelblauen Formen (Makrogameten) entsprechen weiblichen Zellen (Abb. **109**), die kleineren, hellblauen Formen (Mikrogameten) den männlichen Zellen. Makrogameten überwiegen meist. Ihre Weiterentwicklung erfolgt im Magen der sich infizierenden Anophelesmücke.

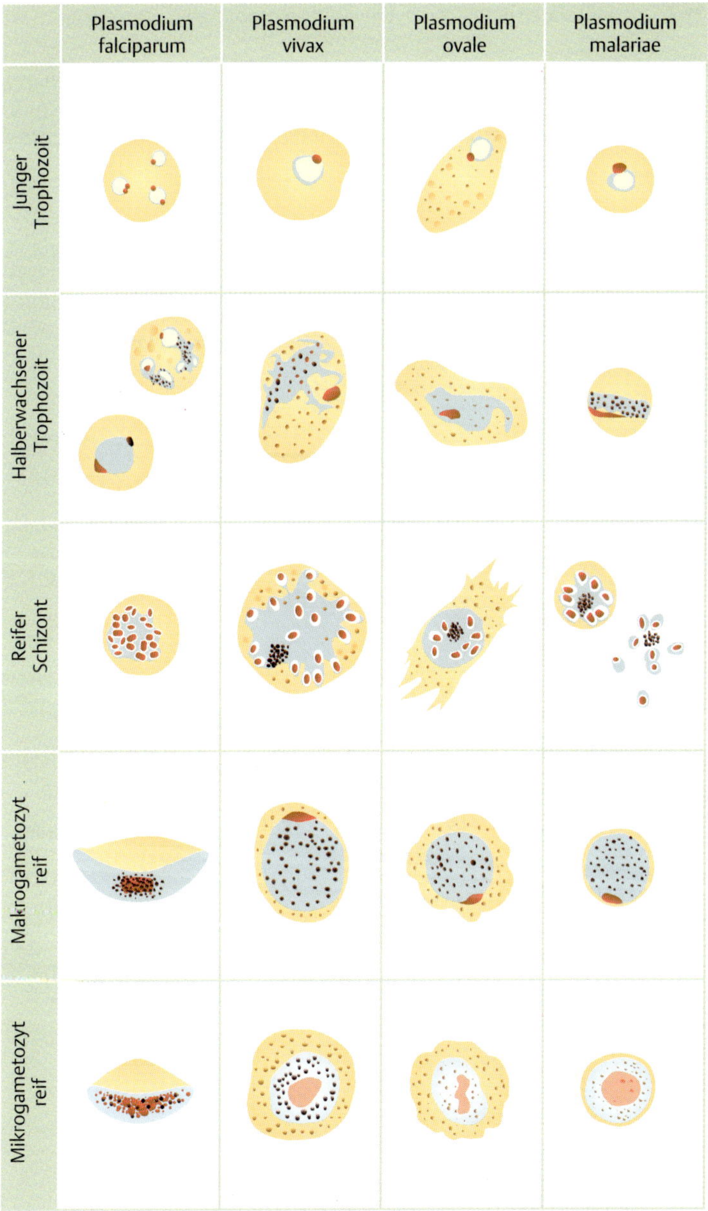

Abb. **107** Differentialdiagnose der Malariaplasmodien im Blutausstrich (aus Kayser, F., u. a.: Medizinische Mikrobiologie. Thieme, Stuttgart 1993).

Die Darstellung erfolgte hier am Beispiel der erythrozytären Phasen von P. vivax, da die Malaria tertiana die häufigste Form ist und die morphologischen Grundzüge einer Plasmodieninfektion am deutlichsten zeigt.

Tabelle **25** Parasitologische und klinische Merkmale der Malaria (aus Diesfeld, H., G. Krause: Praktische Tropenmedizin und Reisemedizin. Thieme, Stuttgart 1997)

Krankheit	**Erreger**	**Exoerythrozytäre Phase ≅ Inkubationszeit**	**Erythrozytäre Phase**	**Klinische Merkmale**
Malaria tropica	P. falciparum	7 – 15 Tage bildet *keine* Leberhypnozoiten	48 Std., periodisches Fieber jedoch selten	potentiell tödlicher Verlauf Therapieresistenz verbreitet i. d. R. keine Rezidive nach erfolgter Abheilung
Malaria tertiana	P. vivax	12 – 18 Tage bildet Leberhypnozoiten	48 Std.	benigne Verlaufsform Rezidive bis 2 J. nach Infektion
	P. ovale			benigne Verlaufsform Rezidive bis 5 J.
Malaria quartana	P. malariae	18 – 40 Tage bildet *keine* Leberhypnozoiten	72 Std.	benigne Verlaufsform Rezidive bis 30 J. nach Infektion möglich

Bei auffallenden Erythrozyteneinschlüssen: auch an Malaria denken

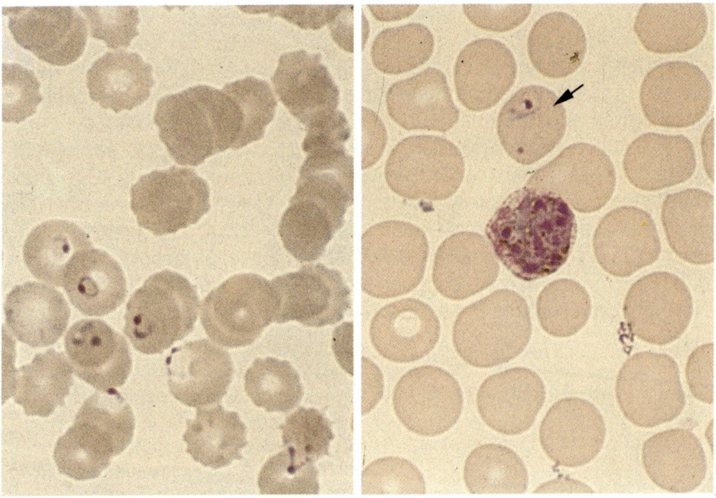

a b

Abb. **108** Blutbild bei Malaria. **a** Trophozoiten in Form kleiner Siegelringe bei Malaria tropica. Sie unterscheiden sich von Cabot-Ringen durch die punktförmige Verdichtung. **b** Schizont bei Tertiana füllt mit mehreren Kernen den befallenen Erythrozyten aus; daneben ein zarter Trophozoit (Pfeil).

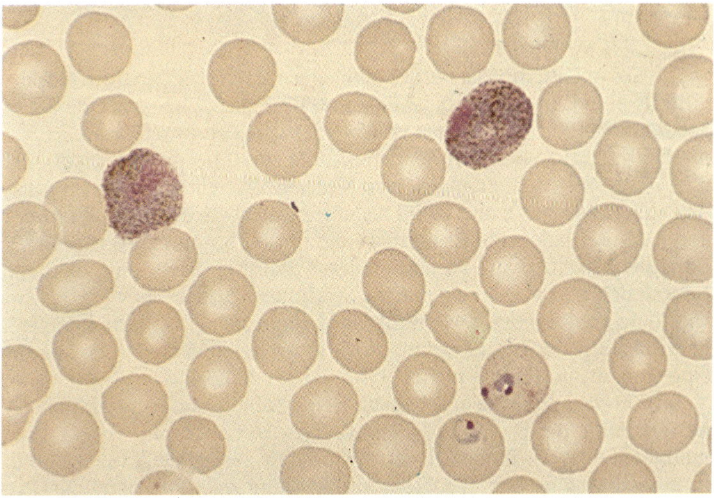

Abb. **109** Blutbild bei Malaria. Makrogameten (weiblich) bei Tertiana füllen den Erythrozyten völlig aus. Daneben einige Erreger als Trophozoiten (Siegelringstadium).

Polyglobulien und Polyzythämie

Unter den Störungen der roten Zellreihe nehmen zweifellos die Verminderungen im Sinne der Anämien den größten Raum ein. Dennoch können Krankheiten oder Anomalien mit Steigerung des Zellgehaltes der roten Reihe nicht übersehen werden, auch wenn sie keinerlei morphologisch-qualitativ spezifische Aspekte besitzen. Vermehrungen von Erythrozyten, Hämoglobin und Hämatokritwerten über den Normbereich mit *Ursachen außerhalb der Hämatopoese* (und das ist die Mehrzahl) bezeichnet man als *sekundäre Erythrozytosen* oder *Polyglobulien.* Dabei ist zu berücksichtigen, daß die Streuung der „Normalwerte“ breit ist und speziell für Männer die Normalwertverteilung bis zu 55% Hkt reichen kann (!).

Tabelle **26** Ursachen für eine Polyglobulie

Verminderte O_2-Transportkapazität	– Carboxyhämoglobinbildung bei chronischen Rauchern
Verminderte Blut-O_2-Sättigung	– Höhenhypoxie – obstruktive Lungenerkrankungen – Herzfehler (Rechts-links-Shunt) – Hypoventilationen (z. B. bei Adipositas)
Verminderte O_2-Freisetzung	– kongenitaler DPG-Mangel
Renale Hypoxien	– Hydronephrosen – Nierenzysten – Nierenarterienstenosen
Autonome Erythropoetinproduktion	– Nierenkarzinom – Adenom

Die Gesamtsituation ist bei der *autonomen Steigerung* der roten Blutbildung im Sinne einer *Polycythaemia vera (PV),* anders. Ohne daß eine der in Tab. **26** aufgeführten Ursachen ersichtlich wäre, entwickelt sich eine klinisch oft wie zyanotisch wirkende Blutfülle, meist bei gleichzeitiger mittelgradiger *Milzvergrößerung.* In den Blutzellwerten liegen die Erythrozytenzahlen zwischen 6 und $10^6/\mu l$ bei normochromem MCH. Der Promilleanteil der Retikulozyten ist normal (und nur ihr absoluter Wert erhöht). Die Polycythaemia vera ist eine maligne Stammzellenstörung unklarer Genese und den *myeloproliferativen Syndromen* zuzurechnen (S. 112). So sind eine gleichzeitige Steigerung der Leukozyten (mit Basophilenvermehrung) und der Thrombozyten sowie im weiteren Verlauf Übergänge in eine Osteomyelosklerose nicht verwunderlich (S. 120).

Die *Knochenmarkzytologie* bietet bei Polyglobulie und Polyzythämie eine Steigerung der Erythropoese. Wenn gleichzeitig Thrombopoese, Granulopoese oder gar Basophile und Eosinophile zusätzlich gesteigert sind, ist eine autonome Myeloproliferation im Sinne einer Polyzythämie (PV) wahrscheinlicher. Oft sind zur Differentialdiagnose das klinische Gesamtbild (Milz?), die ALP (S. 112) und die Knochenmarkhistologie nötig.

Knochenmarkanalyse trägt zur Differentialdiagnose zwischen Polyglobulie und Polyzythämie bei

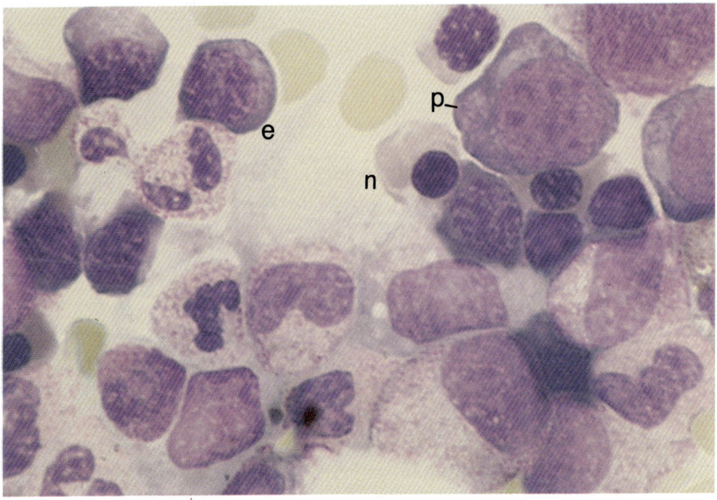

Abb. **110** Knochenmark bei reaktiver Polyglobulie. Isolierte Steigerung der Erythropoese. p = Proerythroblast, e = Erythroblast, n = Normoblast.

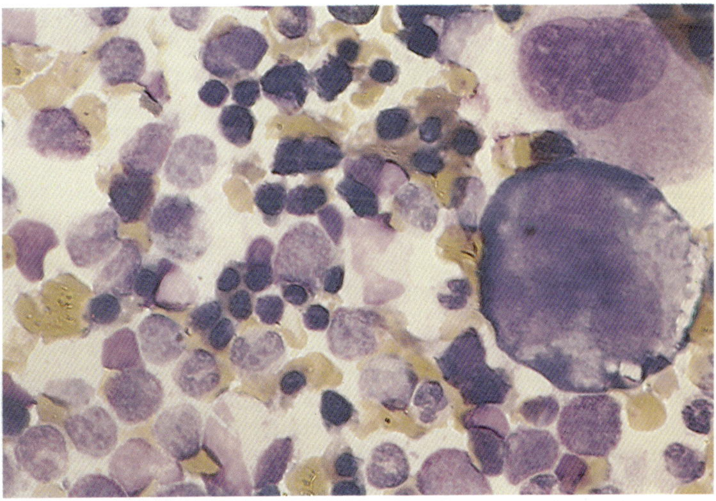

Abb. **111** Knochenmark bei Polycythaemia vera. Steigerung der Erythropoese, der Megakaryopoese (unreifer und reiferer Megakaryozyt rechts) und Linksverschiebung der Granulopoese.

Störungen der Thrombozyten

Der klinische Typ spontaner, kleinfleckiger (petechialer) Blutungsneigung in Haut und Schleimhäute, der bei Verletzungen zu mittelgroßen subkutanen „Ekchymosen" zerfließt, ist Anlaß, eine Störung der Thrombozyten (oder des Gefäßsystems) zu vermuten. Neben der Bestimmung der Blutungszeit kann die Beurteilung des Blutausstrichs bereits grobe Hinweise auf quantitative Veränderungen der Thrombozytenzahl durch Schätzung der zwischen die Erythrozyten eingestreuten Thrombozyten geben. Im Schnitt und in Abhängigkeit von der Ausstrichdichte trifft man im Ölimmersionsfeld (Objektiv 100) um 10 (8 – 15) Thrombozyten an (Abb. **112 a**). Deutliche Abweichungen sollten Anlaß zur Zählung (S. 16) sein. EDTA als Antikoagulans kann allerdings gelegentlich zu Thrombozytenaggregation führen, so daß in der Zählung fälschlich automatenerniedrigte Werte angezeigt werden. Die Werte wären mit Citrat zu überprüfen.

Thrombozytopenie

Hier denkt der Arzt in der Regel an *Morbus Werlhof.* Diese klassische Erkrankung ist *vieldeutig* geworden. Der namengebende Autor des 18. Jahrhunderts meint damit die parainfektiöse Thrombozytopenie. Doch selbst diese Form kann verschiedene Pathomechanismen haben, so daß man heute besser die Thrombozytopenien nach ihrer Ursache zu klassifizieren versucht.

Thrombozytopenien durch vermehrten Verbrauch (Umsatzsteigerung)

Bei diesem Pathomechanismus kann auffallen, daß unter den wenigen Thrombozyten des Blutausstriches gehäuft größere, ausgebreitetere Formen vorliegen. Eine Thrombozytenverteilungskurve würde eine relative Verschiebung zu größeren Volumina erfassen. Diese größeren Thrombozyten weisen auf einen Pathomechanismus der Thrombozytopenie hin, bei dem eine gesteigerte Produktion mit entsprechendem Auswurf junger Zellen einen gesteigerten Verlust bzw. Abbau zu kompensieren versucht.

Abb. **113** Knochenmark bei Umsatzsteigerung. Die Megakaryozyten sind vermehrt und gehäuft einkernig (unreif), das granuläre Plasma produziert reichlich Thrombozyten; dies weist auf eine Abbausteigerung als Ursache der Thrombozytopenie hin. ▶

Thrombozytenvermehrungen und -verminderungen sind aus dem Ausstrich schätzbar

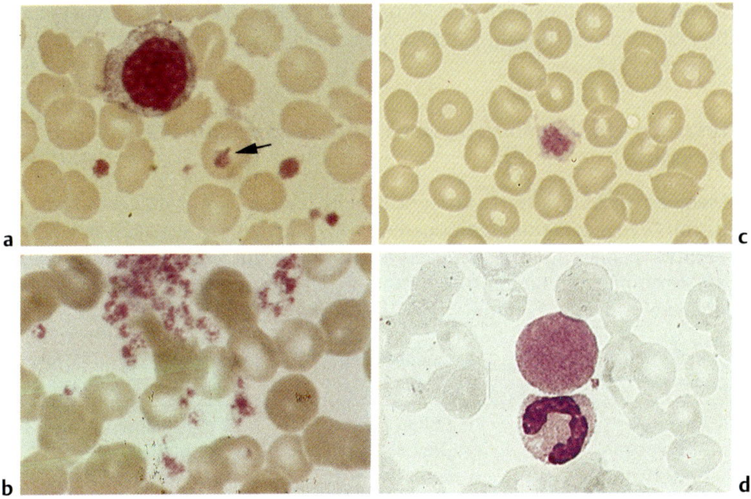

Abb. **112** **a** Normale Thrombozytendichte und Größenvarianz der Thrombozyten. Sie können z. T. auf Erythrozyten liegen (Pfeil) und Einschlüsse vortäuschen. **b** Vermehrte Dichte, z. T. zu Rasen agglutiniert; dieses Phänomen kann artefiziell sein (z. B. bei EDTA-Thrombozytopenie, Abb. **26**). **c** Stark verminderte Thrombozytendichte; großer (junger) Thrombozyt bei Immunthrombozytopenie. **d** Riesenthrombozyt (neben Stabkernigem), meist als Ausdruck einer myeloproliferativen Erkrankung.

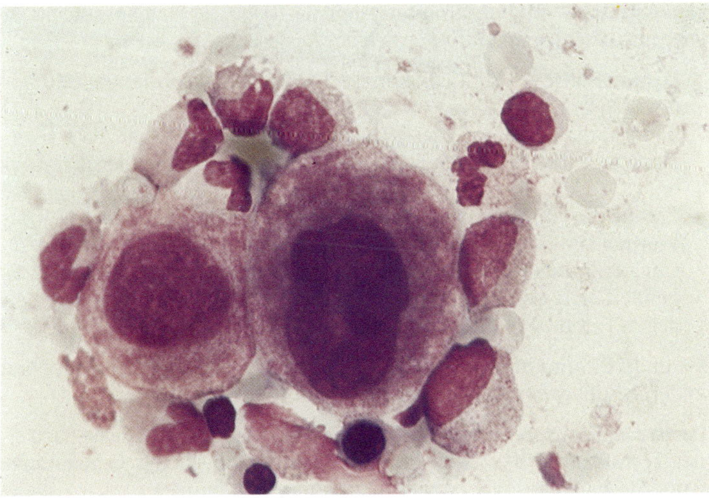

Das *Knochenmark* weist bei diesen Thrombozytopenien eine gesteigerte (oder wenigstens normale) Megakaryozytenzahl auf. Dabei kann auch hier eine Vermehrung jüngerer Formen mit ein oder zwei Kernen auffallen (Abb. **113**, **114**).

Ursachen von Thrombozytopenien durch vermehrten Zellabbau und Verbrauch

Medikamentös induzierte Immunthrombozytopenie. Analog dem Mechanismus der medikamenteninduzierten Agranulozytose schlagen sich hier Komplexe aus Antikörpern gegen ein Medikament und diesem Auslöser an Thrombozyten nieder und führen zu deren raschem Abbau in Makrophagen.

Tabelle **27** Häufigste Auslöser medikamentös induzierter Immunthrombozytopenie

Analgetika	Chinin	Isoniazid
Antibiotika	Digitalispräparate	Methyldopa
Antikonvulsiva	Furosemid	Spironolacton
Arsenpräparate	Goldsalze	Tolbutamid
Chinidin	Heparin!	

Eine Auswahl der häufigsten Auslöser zeigt Tab. **27**, wobei Chininwirkung z. B. auch als Bitterstoff in Limonaden seine immunogene Wirkung haben kann. Bei Verdacht auf immunologischen Mechanismus gelingt z. T. der Antikörpernachweis im Serum.

„Idiopathische" Immunthrombozytopenie (ITP). Die Namensgebung ist eher historisch, denn oft findet sich ein Auslöser.

- Postinfektiöse = akute Form meist bei Kindern nach Röteln, Mumps oder Masern.
  Inkonstant Antikörper gegen Thrombozyten nachweisbar. U. U. Überlappung mit der direkten Einwirkung der Viren auf die Megakaryozyten.
- Chronische idiopathische thrombozytopenische Purpura („Morbus Werlhof" im ungenauen klinischen Sinn).
  Ohne faßbaren Auslöser entwickeln sich Thrombozytenantikörper. Es handelt sich also um eine primäre Autoaggressionskrankheit gezielt gegen Thrombozyten.

Sekundäre Immunthrombozytopenien, z. B. bei Lupus erythematodes und anderen Kollagenosen, Lymphomen, Tuberkulose.

Posttransfusionspurpura. Auftreten meist bei Frauen ca. 1 Woche nach einer Transfusion. Oft vorangegangene Transfusionen oder Graviditäten. Pathomechanismus wohl über Immunkomplexbildung.

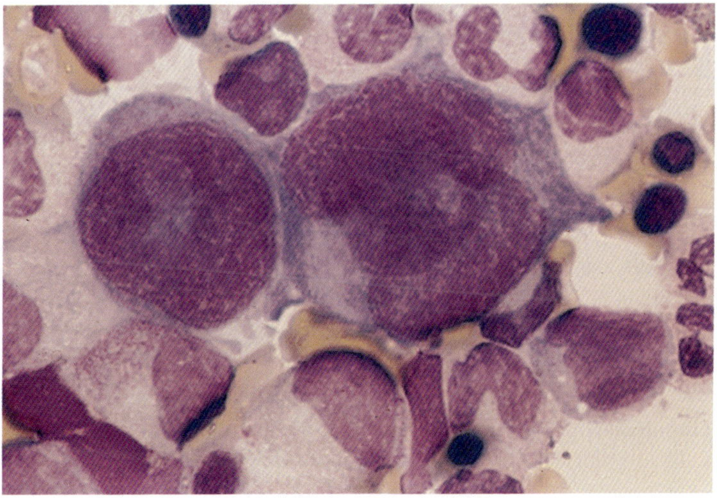

Abb. **114** Megakaryozyten bei Immunthrombozytopenie. Auffallend ist die geringe Kernsegmentzahl der jungen Megakaryozyten.

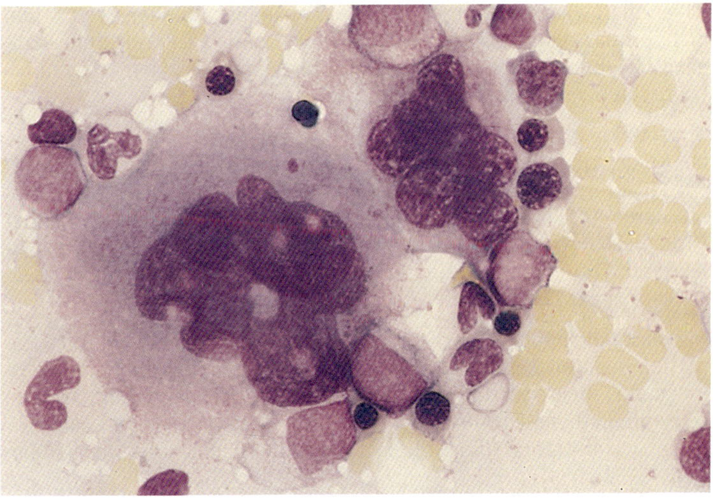

Abb. **115** Megakaryozyten bei myeloproliferativem Syndrom. Bei essentieller Thrombozythämie, aber auch anderen myeloproliferativen Syndromen (speziell Polycythaemia vera) sind die Megakaryozyten vermehrt und neigen zu Riesenformen mit Hyperlobulierung.

Thrombozytopenien bei Mikroangiopathien und Verbrauchskoagulopathien (DIC). Die Thrombozytopenie bei thrombotisch-thrombozytopenischer Purpura, hämolytisch-urämischem Syndrom und disseminierter intravaskulärer Gerinnung (DIC) sind pathomechanisch ebenfalls durch peripheren Verbrauch und zentrale Kompensationsversuche zu erklären.

Hypersplenismus. Er sei als Beispiel für nicht immunologisch bedingten gesteigerten Zellabbau aufgeführt.

Thrombozytopenien durch verminderte Zellproduktion

Das Blut zeigt hierbei wenige, meist kleine und pyknotische („alte") Thrombozyten, das Knochenmark enthält sehr wenige, qualitativ allerdings meist unauffällige Megakaryozyten.

Ursachen von Thrombozytopenien durch verminderte Zellproduktion

Chronischer Alkoholismus. Mechanisch komplex (S. 156), z.T. Überlappung mit Umsatzsteigerung und Folsäuremangel möglich.

Chemische und radiologische Noxen. Zytostatika führen naturgemäß je nach Dosis obligat zu direkter Verminderung der Megakaryozyten; bei Stoßbehandlungen kann der Tiefstwert zwischen 2 und 6 Wochen liegen. Größere therapeutische Strahlenfelder im Bereich blutbildenden Markes haben die gleichen, häufig über viele Monate anhaltenden Folgen. Von nicht primär zytostatischen Medikamenten wurden Thiazide und Östrogene als selten direkt toxische Agenzien für Megakaryozyten gelegentlich beobachtet.

Virusinfekte. Masern, Mononukleose, Röteln und Influenza können (meist bei Kindern) wechselnde Thrombozytopenien auslösen. Hierbei betrifft das Virus direkt Megakaryozyten. Allerdings kann es auch zu antithrombozytären Antikörpern bei solchen Infekten kommen (S. 168), so daß der Pathomechanismus der von Werlhof bei Kindern beschriebenen parainfektiösen Thrombozytopenie in einer Bildungsstörung und/oder Abbausteigerung der Thrombozyten liegen kann.

Neoplastische und aplastische Erkrankungen im Knochenmark. Alle Neoplasien der Knochenmarkzellreihen (z.B. Leukämien, Lymphome, Plasmozytom) ebenso wie ihre Vorformen (z.B. Myelodysplasie) führen ebenso zu progredienter Thrombozytopenie wie Panmyelophthisen und Knochenmarkinfiltration durch die metastatischen Elemente solider Tumoren.

Vitaminmangel. Folsäure- und Vitamin-B_{12}-Mangel verschiedener Ursachen (S. 154) betreffen die rasch proliferierenden Megakaryozyten. Hier resultiert oft noch vor Anämie und Leukozytopenie eine Thrombozytopenie des Blutes, während man im Knochenmark reichlich reifungsblockierte Megakaryozyten antrifft.

Konstitutionelle Erkrankungen. Eine amegakaryozytäre Thrombozytopenie ohne eine der obigen Ursachen ist extrem selten. (Bei Kindern angeboren mit Radiusaplasie. Bei Erwachsenen wohl oft als Vorzeichen einer Präleukose oder Myelopathie.)

Das Wiskott-Aldrich-Syndrom (Thrombozytopenie, Immundefekt, Ekzeme) geschlechtsgebunden-rezessiv (Knaben) weist eine Thrombozytopenie bei ineffektiver Megakaryopoese auf.

Thrombozytosen

Thrombozytosen im Sinne einer konstanten *Erhöhung* über einen Grenzbereich von 300000–450000/μl hinaus können *reaktiv* bzw. begleitend bei verschiedenen Tumoren (speziell Bronchialkarzinom), chronischen Entzündungen (speziell Colitis ulcerosa, PCP), bei Blutungen und Eisenmangel auftreten, ohne daß der Pathomechanismus im einzelnen klar wäre.

Unter *idiopathischer Thrombozythämie* versteht man dagegen ein myeloproliferatives Syndrom mit vorherrschender Thrombozytenvermehrung neben wechselnd ausgeprägten Zeichen dieser Erkrankungsgruppe wie Leukozytose, Milzvergrößerung). Auch Osteomyelosklerose, Polycythaemia vera und chronische myeloische Leukämie können starke Thrombozythämien ausbilden, und wechselseitige Übergänge sind möglich (S. 112f).

Zytologie von Organpunktaten und Exsudaten

Im Rahmen dieses morphologischen Leitfadens kann nur auf die Grundsätze eingegangen werden, welche Materialien einer zytologischen Diagnostik zugeführt werden können und welche prinzipiellen Aussagemöglichkeiten die Zytologie hier hat.

Zur speziellen zytologischen Organdiagnostik wird auf entsprechende Atlanten verwiesen. Häufig wird das adäquat angefertigte Präparat einem hämatologisch-zytologischen oder pathoanatomischen Labor zugesandt werden, so daß die folgenden Abbildungen Verständnis für die Befundung aufgrund derartiger Punktate eröffnen wollen, gerade wenn sie nicht vom Kliniker selbst begutachtet werden.

Alle parenchymatösen Organe sind prinzipiell einer zytologischen Materialgewinnung zugänglich. Besondere Bedeutung hat die Punktion der Schilddrüse, speziell im Bereich szintigraphisch kalter Knoten, der Leber und Milz unter laparoskopischer Kontrolle im Bereich von oberflächennahen Intumeszenzen und die der Mamma und Prostata in suspekten Zonen. Die Befundung dieser Organzytologien wird in der Regel dem spezialisierten Pathozytologen vorbehalten sein.

Lymphknotenzytologie, Ergußzytologie (Pleura, Aszites) und Liquorzytologie fallen am häufigsten in den Arbeitsbereich morphologisch interessierter Internisten und stehen der internistischen Hämatoonkologie nahe.

Lymphknotenzytologie

Daß der *Diagnostik von Lymphknotenschwellungen* an dieser Stelle spezieller Raum gewidmet ist, erklärt sich aus der Bedeutung dieser Organe in der Hämatopoese, gleichgewichtig zum Knochenmark. Während sich Störungen der Knochenmarkzellreihen meist aus der Konstellation des Blutbildes ablesen lassen, ist dies nur bei den wenigsten Lymphomen der Fall; so kommt der Lymphknotenzytologie als einfacher und nicht belastender Technik (S. 25) bei unklaren Lymphknotenschwellungen eine entscheidende orientierende Rolle zu. Abb. **116** versucht das diagnostische Procedere zur Abklärung einer Lymphknotenschwellung zu schematisieren.

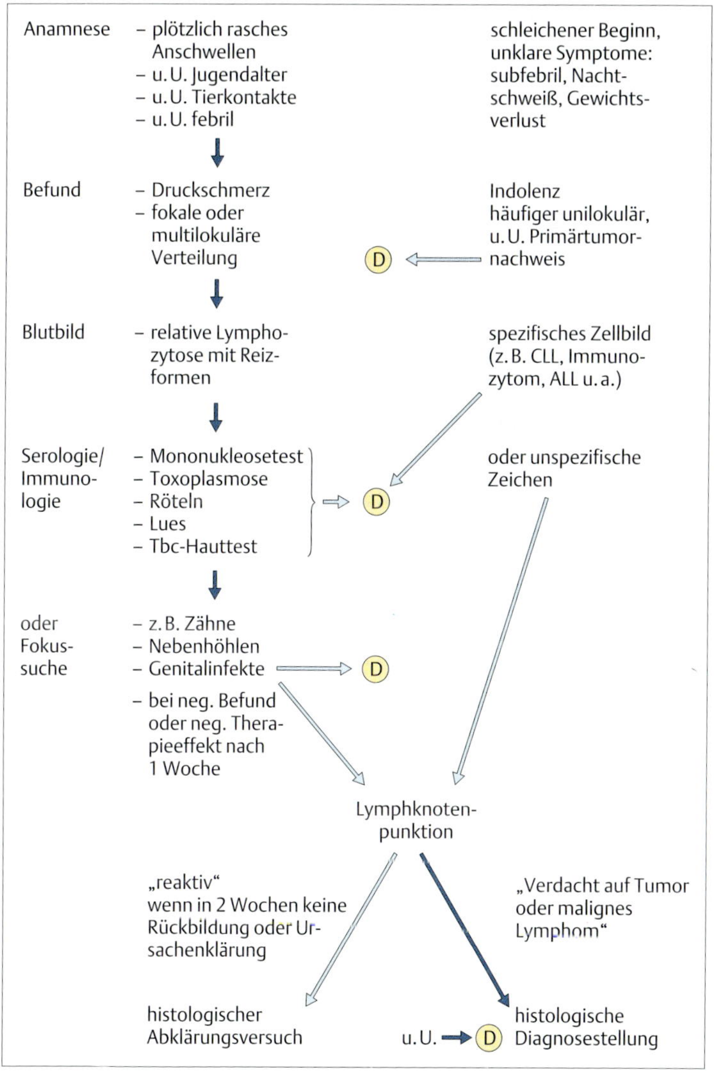

Abb. **116** Der Weg zur Diagnosestellung Ⓓ bei klinischer Lymphknotenschwellung.

Reaktive Lymphknotenhyperplasie und Lymphknotengranulomatose

Die *reaktive Lymphknotenhyperplasie* verschiedenster Genese ist durch das bunte Nebeneinander von kleinen, mittelgroßen und großen lymphatischen Zellen gekennzeichnet. Wenn letztere im Kerndurchmesser mindestens das Dreifache der überwiegenden kleinen Lymphozyten ausmachen und ein basophiles mittelweites Zytoplasma tragen, sind sie als Immunoblasten anzusprechen; eine tiefe Basophilie des exzentrischen Zytoplasmas und ein dichterer Kern kennzeichnen Plasmoblasten, enges Plasma Zentroblasten. Auch die Lymphozyten können in wechselnder Ausprägung plasmazelluläre Differenzierungstendenz (z.B. als plasmozytoide Lymphozyten mit relativ weitem Zytoplasmasaum) aufweisen. Daneben können Monozyten und phagozytierende Makrophagen vorkommen (Abb. **117**).

Tab. **28** (S. 178) faßt die Möglichkeiten für reaktive Lymphadenitiden zusammen. Die grundlegende Aussage der Zytologie ist in jedem Fall: bunte Zellzusammensetzung im Sinne einer reaktiven Lymphadenitis. Gelegentlich können sich spezifischere Hinweise auf die Möglichkeit einer Mononukleose (unreife Monozyten vermehrt) oder Toxoplasmose (Plasmoblasten, phagozytierende Makrophagen u.U. Epitheloidzellen) ergeben. Aber trotz engagierter Zytologie gilt:

> **!** Jede Lymphknotenvergrößerung, die sich nicht nach 2 Wochen zurückbildet, ist einer histologischen Klärung zuzuführen (sofern nicht Anamnese, Klinik, Serologie oder Blutbild eine Erklärung bieten).

Die zytologische Zusammensetzung bei *Lymphogranulomatose* (Abb. **118**) ähnelt in ihrer Buntheit auf den ersten Blick der reaktiven Hyperplasie (was u.U. für das pathophysiologische Verständnis dieser Erkrankung gegenüber anderen Malignomen wichtig ist). Einige Zellelemente zeigen jedoch Zeichen starker immunologischer „Überreizung", wobei sich große immunoblastenähnliche Zellen mit ausgeprägten Nukleolen entwickeln (Hodgkin-Zellen); inkonstant stößt man auch auf mehrkernige Elemente dieser Art (Sternberg-Zellen) neben Infiltrationen von Eosinophilen und Plasmazellen. In jedem Fall ist ein derartiges Bild einer histologischen Abklärung zuzuführen, die vier verschiedene histologische Subtypen mit prognostischer Relevanz differenzieren kann. Darüber hinaus gibt gerade der fließende Übergang aus reaktiven Zellbildern Anlaß, jeden zytologisch als reaktiv imponierenden Lymphknoten, der sich nicht innerhalb von 14 Tagen völlig zurückbildet, histologisch zu untersuchen.

Bei histologisch verifizierter Lymphogranulomatose ist die Zytologie besonders im Falle von neuerlichen Lymphomen nach Therapie zur Beurteilung geeignet.

Reaktive Lymphknotenhyperplasie und Lymphogranulomatose bieten ein polymorphes Zellbild

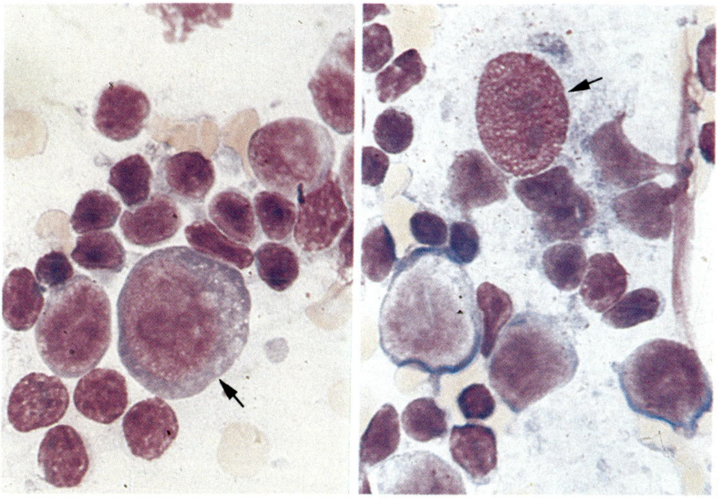

a b

Abb. **117** Lymphknotenzytologie bei reaktiver Hyperplasie mit polymorpher Zellzusammensetzung (bei einem Fall von Toxoplasmose). **a** Gereizte unreife Zelle (Immunoblast) (Pfeil), **b** Immunoblasten (links), Zentroblasten (rechts) und Lymphozyten neben einem Makrophagen (Pfeil).

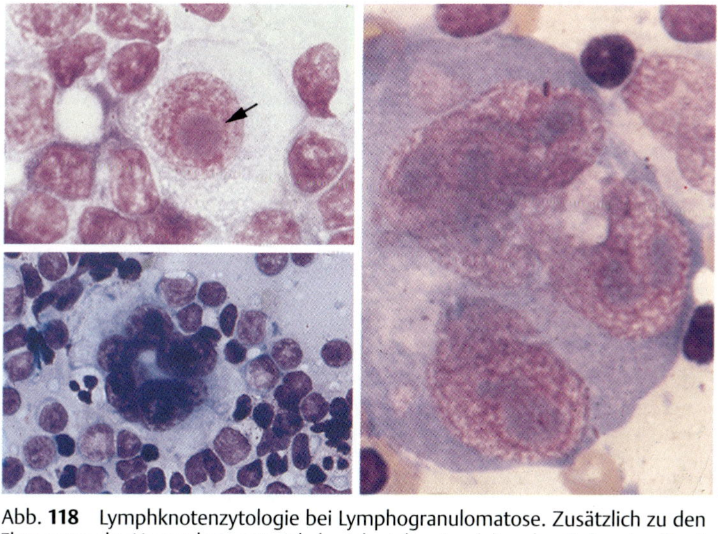

a b c

Abb. **118** Lymphknotenzytologie bei Lymphogranulomatose. Zusätzlich zu den Elementen der Hyperplasie entwickeln sich einkernige (**a**) und mehrkernige (**b, c**) Riesenzellen = Sternberg-Riesenzellen mit großen Nukleolen (Pfeil).

Tabelle **28** Diagnosegang bei Krankheitsbildern mit reaktiven Lymphomen

Anamnese	Symptome	Verdachts-diagnose	Belegende Untersuchungen	Zytologie	Histologie
Rasch aufgetreten (Fieber)	lokalisiert dolent	**perifokale Lymphadenitis**	Fokussuche – unspezifische Veränderungen in Blutbild und BSG	(→) unspezifische Lymphadenitis	
Rasch, Fieber Halsschmerzen	diffus, dolent Angina, u. U. Milz	**Mononukleose**	Pfeiffer-Zellen in Blutbild EBV-Serologie (1)	(→) Adenitis mit Histiozytose	
Meist Kinder	nuchale Lymphknoten später Exanthem	**Rubeolen**	Plasmazellen im Blutbild Rubeolen-AHT ↑ (2)		
Rohfleischgenuß Katzenkontakt	diffus	**Toxoplasmose**	Serologie (3)	(→) mit Epitheloidzellen und Makrophagen	epitheloid-zellige Lymphadenitis
Pharyngitis (+ Konjunktivitis)	lokal Halsbereich	**banale Viren spezifische Adenoviren**	KBR (Adenoviren, seltener Coxsackie) (4)		
Langsames Wachstum Allgemeines Krankheitsgefühl	gerötete Lymphknoten u. U. Fisteln	**Tuberkulose**	Thorax, lokale Primärinfekte Hauttest, Erreger in Punktat, u. U. PCR	(→) Epitheloidzellen Langhans-Zellen	
Langsames Wachstum	derb u. U. Hautinfiltrationen	**Morbus Boeck**	Thorax, Tbc-Test negativ (meist) ACE	→ Epitheloidzellen	epitheloid-zellige Fibrose

Tierkontakt	Tonsillitis Halslymphknoten	**Listeriose**	Agglutinationstest, KBR	(→) u. U. Erreger- nachweis aus Punktat	
Tierkontakt Milchgenuß	Fieber Milz	**Brucellose**	Erreger bei Fieber in Blut Widal-Aggluti- nation, KBR		
Hautwunde u. U. von Katze	lokaler Primäraffekt	**Katzenkratz- Krankheit**	Leuko-/Lympho- zytose KBR	→ Epitheloidzellen Riesenzellen	abszedierende Lymphadenitis
Wildtierkontakt	lokaler Primär- affekt – lokale Lymph- knoten	**Tularämie**	Agglutinationstest		
Kaum Krankheitsgefühl	gerötete derbe Infiltrate – u. U. Fisteln	**Aktinomykose**	Leukozytose Linksverschiebung	→ „Drusen" im Aspirat	therapeutische Exzision
Gelenksymptome	Gelenke, Milz u. U. Niere	**Kollagenose (PCP, LE) Morbus Felty, Morbus Still**	Latex, Antikörper (AMA, ANA)		
Keine Krankheits- zeichen	submandibulär prall, reizlos	**branchiogene Zyste**		→ Epithelzellen Makrophagen und Granulozyten	therapeutische Exzision

(→) = fakultativer diagnostischer Schritt; → = meist die Diagnose sichernder Schritt; bei fehlendem Pfeil läßt sich die Diagnose auf vorangehende Stufen stellen.

(1) = positiv ab ca. 5. Tag; (2) = 1 – 4 Tage nach Exanthem, u. U. erst nach 4 Wochen; (3) = ab 4. Woche; (4) = ab 10. Tag.

Sarkoidose und Tuberkulose

Wenn sich unter geringer klinischer Symptomatik indolente und reizlose Lymphknotenschwellungen im Hals- oder Achselbereich, u.U. aber auch subkutane Infiltrationen in verschiedenen Regionen entwickeln, kann die Zellpunktion ein relativ homogenes Material erbringen. Die Zellen erinnern mit länglich-ovalem, sehr schlankem Zellkern (von 4- bis 5facher Lymphozytengröße) von netzig-zarter Chromatinstruktur und einem weit ausschweifenden Zytoplasmasaum, der gelegentlich mit dem anderer Zellen zusammenzufließen scheint, an Epithelzellen, wie sie die inneren Körperhöhlen auskleiden, und werden daher Epitheloidzellen genannt. Man weiß, daß es sich um Gewebsformen transformierter Monozyten handelt. Sie sind prinzipiell *bei allen chronisch entzündlichen Prozessen* und speziell bei Toxoplasmose, autoaggressiven Erkrankungen und Fremdkörperreaktionen, aber auch in der Umgebung und dem Abflußgebiet von Tumoren vermehrt. Monoton bestimmen sie die Zellzusammensetzung bei einer speziellen Form chronischer „Entzündung", der *Sarkoidose (Morbus Boeck)*. Ein so gut wie immer gleichzeitig anzutreffender typischer Befund am Lungenhilus und ein negativer Tuberkulintest bestätigen diese Verdachtsdiagnose weitgehend. Einzelne mehrkernige Zellelemente („Langhans-Zellen", s. unten) lassen eine Verwechslung mit Morbus Koch zu, die über Klinik und Tbc-Hauttest meist abgeklärt werden kann.

Die klinische Situation relativ rasch aufgetretener, meist derber und druckdolenter Halslymphknoten, die untereinander verbacken erscheinen und u.U. fluktuierende Zonen und äußerliche Entzündungsröte erkennen lassen, sollte auf die Fälle an *Tuberkulose* in Form der selten gewordenen Skrofulose erinnern. Hierfür spricht dann auch ein hochpositiver Tuberkulin-Hauttest. Falls die Situation klinisch nicht gedeutet werden kann, spricht auch in dieser Situation kaum etwas gegen eine Lymphknotenpunktion mit feinster Nadel, allerdings nur bei nichtentzündlich livid veränderter Haut.

Das erbrachte Zellmaterial kann die Potenz von gewebsständigen Formen der Monozyten-Makrophagen-Reihe zeigen. Neben einkernigen Epitheloidzellen finden sich Riesenzellverbände, die mehrkernigen Epitheloidzellen in Form eines riesigen Synzytiums aus 10, 20 oder mehr Kernen entsprechen und die man *Langhans-Riesenzellen* nennt. Daneben finden sich bei einschmelzender Erkrankung lymphozytäre und granulozytäre Zellabbauformen, die bei der rein produktiven Lymphknotentuberkulose fehlen.

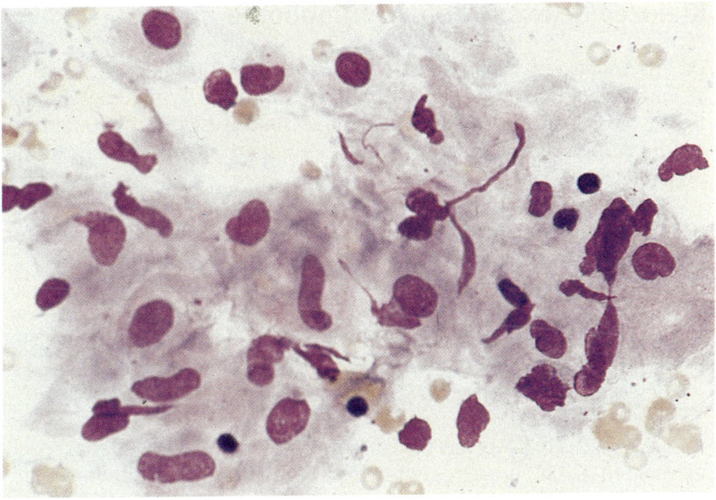

Abb. **119** Lymphknotenzytologie bei Morbus Boeck. Epitheloidzellen mit zerfließendem Zytoplasma.

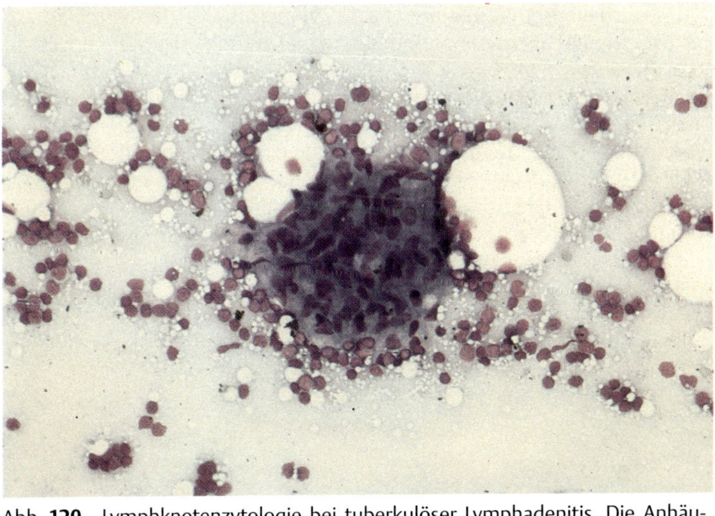

Abb. **120** Lymphknotenzytologie bei tuberkulöser Lymphadenitis. Die Anhäufung epitheloider Zellkerne wird von einem einzigen Zytoplasmahof umfaßt; Langhans-Riesenzellen.

Kleinzellige Non-Hodgkin-Lymphome

Da am Anfang jeder Lymphknotendiagnostik das Blutbild steht, erübrigt sich bei vielen Non-Hodgkin-Lymphomen (S. 70 f) die Lymphknotenpunktion, weil sich z. B. das häufigste Krankheitsbild dieser Erkrankungsgruppe, die chronische Lymphadenose, immer über das leukämische Blutbild diagnostizieren läßt.

Wenn allerdings langsam, ohne reaktive Krankheitszeichen aufgetretene Lymphknotenschwellungen in einer oder mehreren Regionen nicht mit leukämischen Blutbildzeichen einhergehen, ist eine Lymphknotenpunktion indiziert.

! Ist die Zellzusammensetzung von kleinen, allenfalls mittelgroßen Zellen bestimmt und fehlt das bunte Bild der reaktiven Lymphknotenhyperplasie, darf man den Verdacht auf ein Non-Hodgkin-Lymphom äußern.

Im Gegensatz zum Morbus Hodgkin mit seinen auffallenden Riesenzellelementen (S. 176) präsentieren sich die Non-Hodgkin-Lymphome relativ monoton ohne Reizerscheinungen (S. 70). Hierbei genügt klinisch zunächst eine Einteilung in kleinzellige (von relativ guter Prognose) und großzellige Formen (von schlechterer Prognose); zur differenzierteren Einteilung S. 71 f.

Bei polygonalen Zellen mit gelegentlichen Kernfurchungen läßt sich der spezifischere Verdacht auf ein *Zentrozytom* (Abb. **121**) und bei Beimengung mittelgroßer Blasten mit engem Zytoplasma auf ein *zentroblastisch-zentrozytisches Lymphom* äußern. Die weitere Differenzierung erfolgt histologisch.

Wenn die Lymphozyten des Lymphknotens überwiegend durch einen weiten Zytoplasmasaum als plasmozytoide Zellen gekennzeichnet sind und daneben auch tiefbasophile, typische Plasmazellen vorliegen, ergibt sich der Verdacht auf ein lymphoplasmozytoides *Immunozytom* (S. 76; Abb. **122**), das nicht primär leukämisch sein muß, häufig aber ein Paraprotein sezerniert *(Morbus Waldenström)*. Falls ein derartig richtungsweisendes Paraprotein fehlt, ist die weitere histologische Abklärung indiziert.

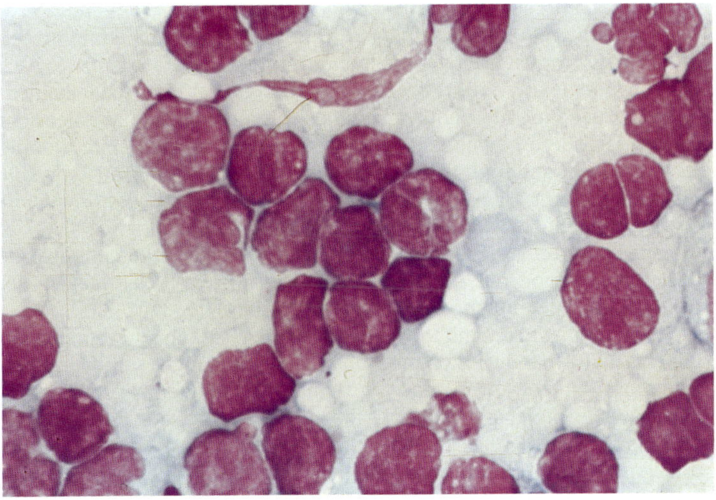

Abb. **121** Lymphknotenzytologie bei Zentrozytom. Polymorphe, zart gefurchte Zellen eines identischen Chromatintyps.

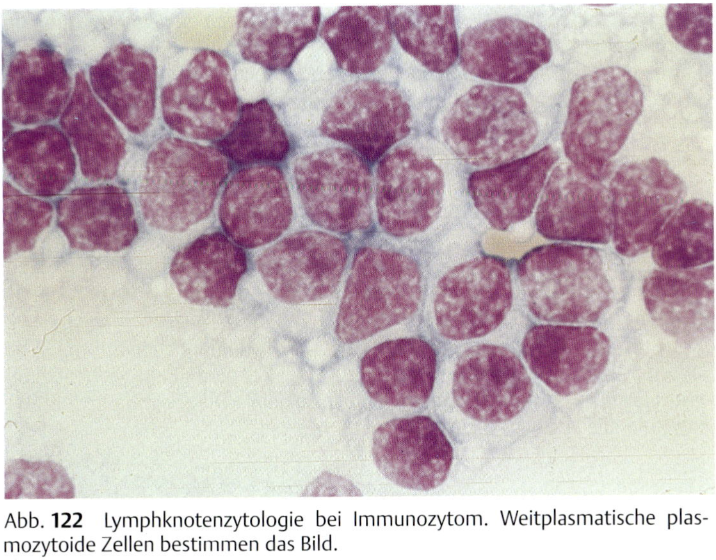

Abb. **122** Lymphknotenzytologie bei Immunozytom. Weitplasmatische plasmozytoide Zellen bestimmen das Bild.

Hochmaligne Lymphome oder Tumormetastasen

Relativ rasch größer gewordene, indolente, gut abgrenzbare und mittelderbe Lymphknoten in einer oder mehreren Regionen können zytologisch das Bild einer relativ einförmigen Proliferation großer blastischer Elemente bieten, bei denen Beziehungen zu den Immunoblasten normaler oder reaktiv veränderter Lymphknoten morphologisch deutlich sind. Hier besteht Verdacht auf ein hochmalignes, *blastisches Non-Hodgkin-Lymphom* (*immunoblastisches, zentroblastisches* oder *lymphoblastisches Lymphom*), das in seiner feinsten Zuordnung in jedem Fall einer histologischen Abklärung zuzuführen ist. Die Rolle der frühzeitigen Lymphknotenpunktion liegt hier – mit oft entscheidendem Gewinn für den Patienten – in der rechtzeitigen Abgrenzung zu reaktiven Hyperplasien.

Wenn derbe Knoten mit umschriebener Lokalisation auftreten und das Punktat Zellverbände aus polymorphen Elementen meist undifferenzierter grobretikulärer Kernstruktur (u. U. mit ausgeprägten Nukleolen oder Kernvakuolen) zeigt, die lymphatischen Elemente nicht zuzuordnen sind, ist der dringende Verdacht auf Metastase eines *malignen „soliden" Tumors,* d. h. von einem Karzinom verschiedener Lokalisation oder einem Weichteilsarkom, gegeben.

> **!** In der Regel ist zunächst die Suche nach einem möglichen Primärtumor anzuschließen, mit dessen Auffinden sich eine Lymphknotenexstirpation erübrigt.

Falls sich kein Primärtumor findet, steht auch in dieser Situation die Lymphknotenhistologie an, die gewisse Hinweise auf die Herkunft geben kann und auch die zytologisch gelegentlich schwierige Differentialdiagnose gegenüber blastischen Non-Hodgkin-Lymphomen klärt.

Zusammenfassend sei hier noch einmal hervorgehoben, daß die Lymphknotenzytologie vor allem der rechtzeitigen differentialdiagnostischen Klärung zwischen reaktiven und malignen Lymphknotenschwellungen dient und daß die Formen maligner Lymphome (Hodgkin- oder Non-Hodgkin-Typ; Tumormetastasen) zwar vom geübten Zytologen mit großer Sicherheit angegeben werden können, endgültig aber – wo dem Patienten zumutbar und von therapeutischer Relevanz – in Zusammenarbeit mit histologischer Diagnostik geklärt werden müssen. Eine spezielle Rolle nimmt allerdings das Auftreten von Lymphknotenschwellungen bei bereits vordiagnostizierter Erkrankung ein. Hier genügt zur *Sicherstellung eines Rezidivs* so gut wie immer die zytologische Diagnostik unter Einbeziehung der Vordiagnose.

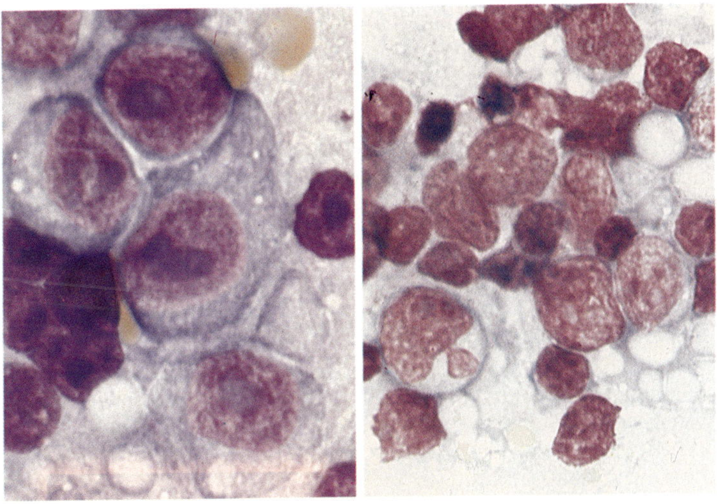

a b

Abb. **123** Lymphknotenzytologie bei großzelligem Non-Hodgkin-Lymphom, **a** bei immunoblastischem Zelltyp, **b** bei lymphoblastischem Zelltyp.

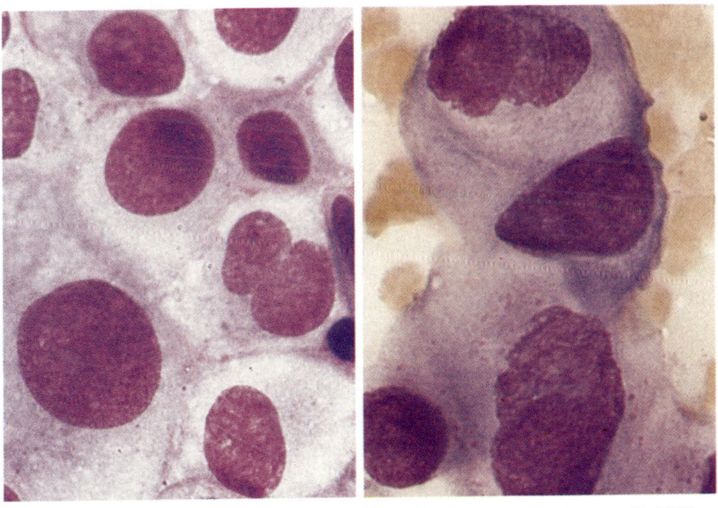

a b

Abb. **124** Beispiele für Lymphknotenzytologie bei Tumormetastasen. **a** Entdifferenzierte Zellen bei Weichteilsarkom, **b** Tumorzellen eines Adenokarzinoms.

Branchiogene Zysten und Sputumzytologie

Kiemengangzysten

Eine meist einseitige Halsknotenschwellung unter dem Kieferwinkel ohne äußerliche Entzündungszeichen und von praller Konsistenz muß auch an die Möglichkeit von Kiemengangszysten (branchiogene Zysten) denken lassen. Die Punktion erbringt meist überraschenderweise eine braungelbe Flüssigkeit. Deren direkter Ausstrich oder der abzentrifugierte Bodensatz zeigt neben Granulozyten und Lymphozyten in teilweiser Zellauflösung („Zelldetritus") Elemente mit kleinem zentralen Kern und weitem hellen Zytoplasmahof, die identisch mit den Epithelien des Mundbodens sind (s. unten), da diese Zysten ja verödete Abzweigungen des Schlundraumes sind. Das entsprechende Bild kann sich auch bei Punktion einer weichen Schwellung im Kehlkopfbereich finden. Hier handelt es sich um die Retentionszyste eines anderen entwicklungsgeschichtlichen Relikts: des Ductus thyroglossus.

Sputumzytologie

Prinzipiell ist bei Husten jedes Sputum, das nicht nur aus Schleim der Mundhöhle besteht, eine zytologische Untersuchung wert.

Der Ausstrich erfolgt möglichst dünn aus frischem, nicht eingedicktem und nicht zytolysiertem Material mit einem Spatel oder einer Öse ohne stärkere Druckanwendung. Versand nativen Sputums ist wegen der Zellauflösung, die dabei einsetzt, nicht sinnvoll. Bei entsprechenden klinischen Situationen („unproduktiver Husten") ist bronchioskopisch abgesaugtes Material besonders aussagekräftig.

Zellen mit zartem, kleinem Kern, der meist zentral liegt und von weitem, hellem Zytoplasmasaum umgeben ist, sind als unauffällige *Plattenepithelien* anzusehen. Ähnlich zarte Zellcharakteristika weisen schlank gebaute Flimmerepithelien auf. Aus tieferen Regionen des Bronchialsystems können Makrophagen mit weichem Zytoplasmasaum (s. Pleura), der zum Teil körnige Pigmentphagozytose aufweist, beigemengt sein. Granulozyten und ihre zum Teil aufgelösten Reste sprechen für ein eitriges bronchiopulmonales Geschehen, reichlich Eosinophile für ein allergisches.

Fallen bei der Übersicht Zellen auf, die in dichten Verbänden liegen und bei denen der grobstrukturierte Kern einen weit größeren Raum einnimmt als das basophile Zytoplasma, so ist in jedem Fall eine Spezialanalyse nötig, da diese Elemente *Tumorzellverdacht* erwecken können, der an mehreren Proben von verschiedenen Zeitpunkten durch einen Fachzytologen zu überprüfen ist.

Benigne Halszysten enthalten Epithelzellen. Sputumzytologie kann Tumoren entdecken

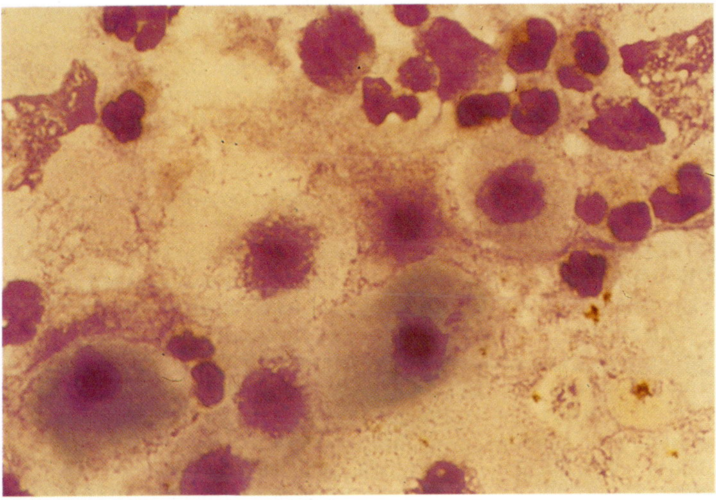

Abb. **125** Punktatzytologie einer branchiogenen Zyste. Mundbodenepithelien in leichter Zytolyse neben Zelldetritus.

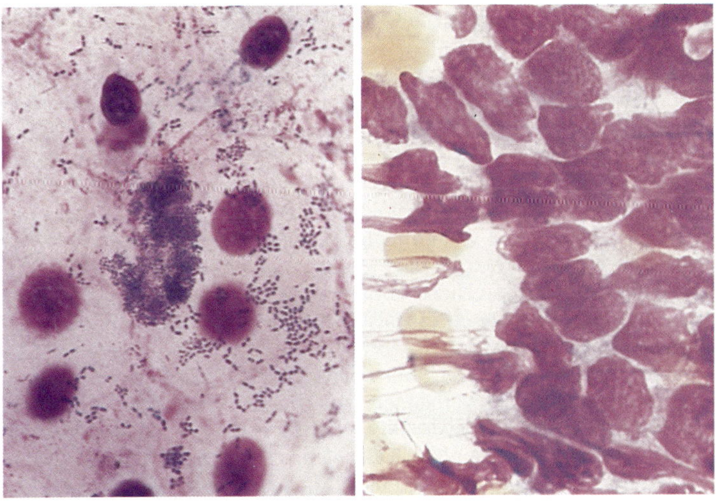

a **b**

Abb. **126** Sputumzytologie. **a** Mundbodenepithelien mit Bakterienrasen, **b** Kleinzelliger Tumorzellverband.

Zytologie von Pleuraergüssen

! Pleuraergüsse müssen immer einer zytologischen Diagnostik zugeführt werden, solange sie nicht durch eine bekannte Grunderkrankung (z. B. Herzinsuffizienz, Pneumonie) erklärlich sind bzw. durch deren Behandlungsansatz sich völlig zurückbilden.

An jedem Pleurapunktat sollte vor weiterer Verarbeitung orientierend versucht werden, zwischen Exsudat und (meist stauungsbedingtem) Transsudat zu unterscheiden. Das spezifische Gewicht (mit einem einfachen Auftriebsaräometer gemessen) liegt bei den eiweißarmen Transsudaten zwischen 1008 und 1015, bei den Exsudaten über 1018.

Zur zytologischen Aufbereitung eines Punktates sind vorsichtiges Zentrifugieren des möglichst frischen Materials (10 Minuten bei 300 bis 500 rpm), Abgießen des Überstandes und Aufschütteln im rücklaufenden Tropfen geeignet. Aus dem so gelösten Bodensatz erfolgt ohne Druckanwendung die Anfertigung und Färbung der Ausstriche nach Art eines Blutbildes. Schon die Übersicht zeigt die Zelldichte und die vorherrschenden Zellelemente. Stauungsergüsse sind naturgemäß relativ zellarm. In entzündlichen Exsudaten liegen vor allem reichlich Granulozyten, Monozyten und meist unter 10% Eosinophile vor.

Ergüsse, die auffallend reich an eosinophilen Granulozyten sind, müssen an die Möglichkeit eines Morbus Hodgkin, einer allgemeinen Tumorreaktion, eines allergischen oder autoaggressiven Krankheitsbildes denken lassen. Rein lymphatische Ergüsse sind besonders auf Morbus Koch verdächtig.

Daneben schilfern bei allen Trans- oder Exsudaten, besonders reichlich bei bakteriellen Pleuritiden, in wechselnder Anzahl Endothelzellen der Pleura ab. Diese „Serosadeckzellen" weisen vor allem durch die unterschiedliche Dauer, mit der sie frei im Pleuraraum liegen, eine gewisse Polymorphie und unterschiedliche Quellungszustände der Kerns auf. Gemeinsames Kriterium ist ein ovaloider Kern von netziger Struktur mit 1 – 2 zarten Nukleolen und weitem Zytoplasmahof. Es besteht eine gewisse Ähnlichkeit mit Epitheloidzellen (S. 181), nur sind sie nicht abgeflacht-oval wie diese. Entsprechend können diese Zellen u. U. auch Pigmente speichern oder Leukozytenreste als Zeichen der Phagozytose (ähnlich Makrophagen des Lymphknotens) enthalten.

Alle Zellelemente, die nicht die obengenannten Kriterien erfüllen, sind speziell bei Auftreten in Verbänden verdächtig auf neoplastische Transformation. Hierfür sprechen ganz allgemein starke Größenpolymorphie, grobe Kernstruktur, ausgeprägte Nukleolen, gelegentlich Mehrkernigkeit, Kern- und Plasmavakuolen und tiefe Plasmabasophilie. Unter praktischen Gesichtspunkten muß man in solchen Situationen in jedem Fall eine Spezialdiagnostik einleiten.

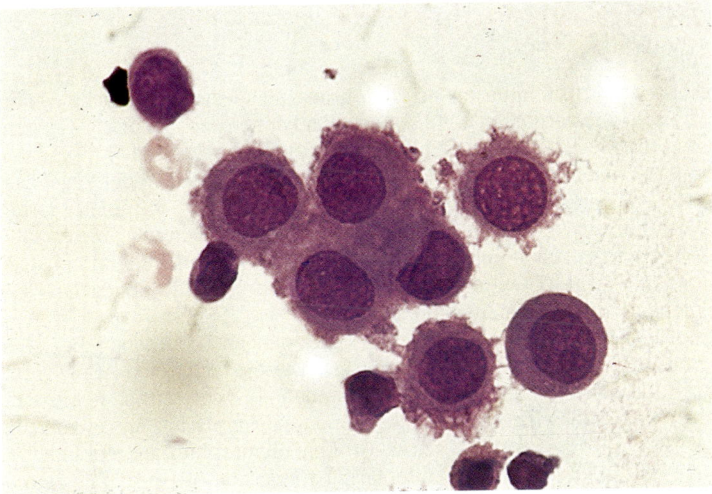

Abb. **127** Pleurazytologie mit Pleuraendothelzellen von zarter Kern- und Zytoplasmastruktur, wie sie bei Pleuritiden abschilfern.

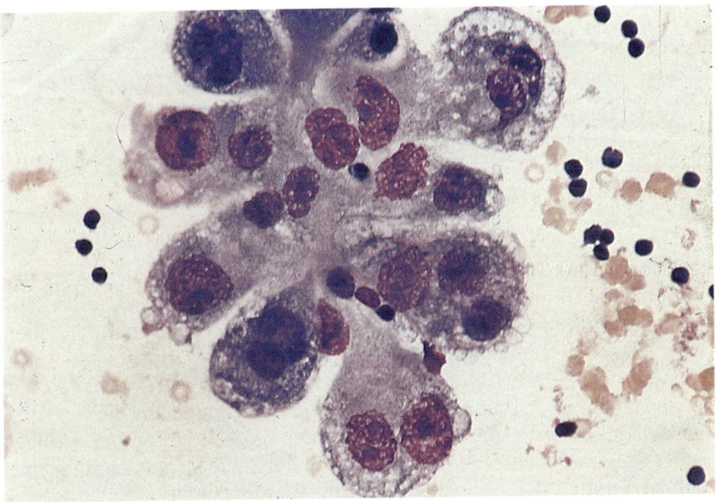

Abb. **128** Pathologische Pleurazytologie. Stark polymorphe Tumorzellen (über die Herkunft ist keine sichere Aussage möglich).

Asziteszytologie

Für die Zellzusammensetzung des Aszites gilt speziell das gleiche wie für die von Pleuraergüssen (S. 188). Auch hier können das spezifische Gewicht und die Rivalta-Probe zur Entscheidung zwischen Ex- und Transsudaten mit herangezogen werden. Entzündliche Exsudate sind in der Regel zellreicher; starkes Überwiegen von Lymphozyten kann auf einen Morbus Koch hinweisen. Wie die Pleura ist das Peritoneum von phagozytosefähigen Endothelzellen ausgekleidet, die abschilfernd ins Punktat gelangen und hier je nach Quellungszustand ein polymorphes Bild analog den Pleuraendothelien induzieren können.

Nicht immer leicht sind von stark gequollenen Endothelien die Zellen von Malignommetastasen abzugrenzen. Meist jedoch treten sie nicht einzeln, sondern in kohärenten Zellverbänden als „schwimmende Metastasen“ auf, deren einzelne, variable Elemente bei typischer Ausprägung ein derbes Chromatingerüst, starke Größenpolymorphie, ausgeprägte Nukleolen und tiefbasophiles Zytoplasma aufweisen. Zur speziellen Zytologie von Organpunktaten muß in diesem Rahmen auf weiterführende Spezialliteratur verwiesen werden (S. 192).

Liquorzytologie

Aus dem Liquor cerebrospinalis läßt sich nach niedrigtourigem Abzentrifugieren des Überstandes in normaler Ausstrichtechnik oder aber in Zytozentrifugenpräparation mühelos das enthaltene Zellmaterial darstellen. Normalerweise sind hier nur wenige Lymphozyten, Monozyten oder Segmentkernige zu erwarten; Elemente der Hirnhäute gehen nicht relevant in den Liquor über. Daher sind mononukleäre Elemente, die nicht normalen Blutzellreihen zuordenbar sind, immer verdächtig und bei zytologischer Sicherheit belegend für Liquorbefall durch die Metastasierung eines soliden Tumors (z. B. Bronchialkarzinom, Mammakarzinom u. a.) oder einer Hämoblastose (z. B. Lymphoblasten-, aber auch Myeloblastenleukose, generalisierte Lymphome).

> Auch jeder Aszites und Liquor sollte zytologisch untersucht werden.

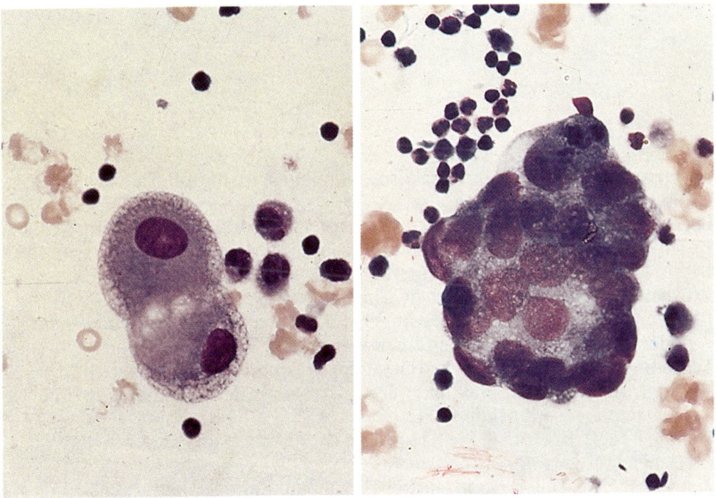

a b

Abb. **129** **a** Normale Asziteszytologie. Zwei große Peritonealendothelien neben lymphozytärem und granulozytärem Zelldetritus. **b** Pathologische Asziteszytologie. Verband entdifferenzierter Tumorzellen.

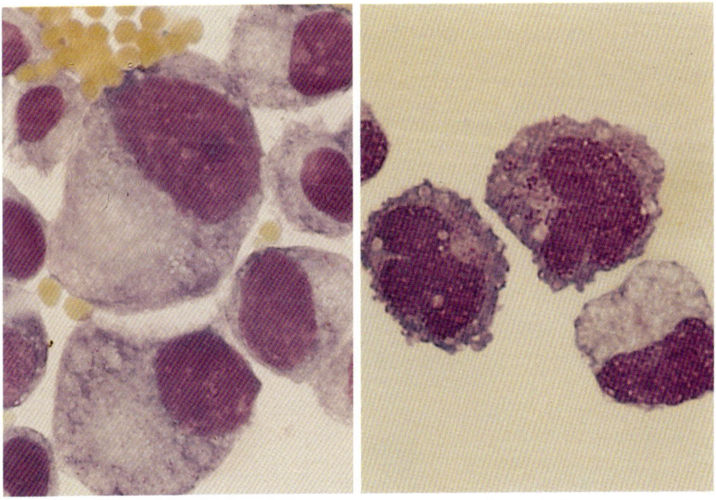

a b

Abb. **130** Liquorzytologie kann Befall der Meningen bei solidem Tumor oder Leukämie aufzeigen. **a** Zellen eines Mammakarzinoms. **b** Zellen einer Monozytenleukämie im Liquor cerebrospinalis.

Weiterführende Literatur

Begemann, H., M. Begemann: Praktische Hämatologie, 10. Aufl. Thieme, Stuttgart 1998
Begemann, H., J. Rastetter: Klinische Hämatologie, 4. Aufl. Thieme, Stuttgart 1993
Begemann, H., J. Rastetter: Atlas der klinischen Hämatologie. Springer, Berlin 1987
Bessis, M.: Blood Smears Reinterpreted. Springer, Berlin 1977
Brücher, H.: Knochenmarkzytologie. Thieme, Stuttgart 1986
Classen, M., A. Dierkesmann, H. Heimpel et al.: Rationelle Diagnostik und Therapie in der inneren Medizin. Urben & Schwarzenberg, München 1996
Eckstein, A., H. Riess, W. Siegert: Hämatologie. Kohlhammer, Stuttgart 1991
Heckner, F., M. Freund: Praktikum der mikroskopischen Hämatologie. Urben & Schwarzenberg, München 1994
Heimpel, H., D. Hoelzer, E. Kleihauer, H. P. Lohrmann: Hämatologie in der Praxis. Fischer, Stuttgart 1996
Lennert, K., A. C. Feller: Non-Hodgkin-Lymphome. Springer, Berlin 1990
Pralle, H. B.: Checkliste Hämatologie, 2. Aufl. Thieme, Stuttgart 1991
Queißer, W.: Das Knochenmark. Thieme, Stuttgart 1978
Schmoll, H. J., K. Höffken, K. Possinger: Kompendium internistische Onkologie, 2 Bde., 2. Aufl. Springer, Berlin 1997
Stobbe, H.: Untersuchung von Blut und Knochenmark. VEB Volk und Gesundheit, Berlin 1977
Theml, H., H. Begemann: Lymphozyt und klinische Immunologie. Springer, Berlin 1975
Theml, H., W. Kaboth, H. Begemann: Blutkrankheiten. In Kühn, H. A., J. Schirmeister: Innere Medizin, 5. Aufl. Springer, Berlin 1989
Theml, H., H. D. Schick: Praktische Differentialdiagnostik hämatologischer und onkologischer Krankheiten. Thieme, Stuttgart 1998
Zucker-Franklin, D., M. F. Greaves, C. E. Grossi, A. M. Marmont: Atlas der Blutzellen, 2. Aufl. Fischer, Stuttgart 1990

Sachverzeichnis

Halbfett gedruckte Zahlen verweisen auf Abbildungsseiten